DES

TROUBLES DE LA SENSIBILITÉ GÉNÉRALE

DANS LA PÉRIODE SECONDAIRE

DE LA SYPHILIS

DES

TROUBLES DE LA SENSIBILITÉ GÉNÉRALE

DANS LA PÉRIODE SECONDAIRE

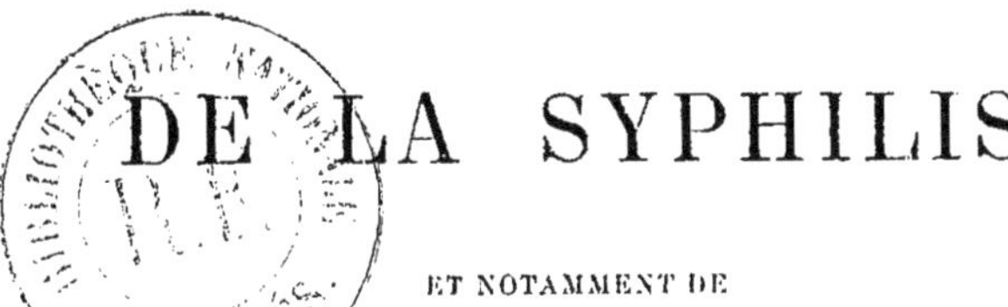

DE LA SYPHILIS

ET NOTAMMENT DE

L'ANALGÉSIE SYPHILITIQUE

PAR

MOUSTAPHA FAÏD

DOCTEUR EN MÉDECINE DE LA FACULTÉ DE PARIS,
ÉLÈVE DE LA MISSION ÉGYPTIENNE EN FRANCE,
EXTERNE DES HÔPITAUX DE PARIS,
MÉDECIN DE L'ÉCOLE DU CAIRE.

PARIS
ADRIEN DELAHAYE, LIBRAIRE-ÉDITEUR
PLACE DE L'ÉCOLE-DE-MÉDECINE

1870

DES
TROUBLES DE LA SENSIBILITÉ GÉNÉRALE
DANS LA PÉRIODE SECONDAIRE
DE LA SYPHILIS
ET NOTAMMENT DE
L'ANALGÉSIE SYPHILITIQUE

AVANT-PROPOS.

Je n'ai pas l'intention d'exposer en détail les différentes doctrines sur la syphilis, qui se sont succédé à travers les siècles, et dont l'étude critique a été soigneusement présentée dans les ouvrages classiques de Hunter, Ricord, Bazin, Follin et Rollet. Mon but est plus restreint : je veux appeler l'attention des syphiliographes sur un fait remarquable qui a échappé, jusqu'à ces temps derniers, à la sagacité des observateurs.

En parcourant, en effet, tous les ouvrages qui ont été faits sur la syphilis, je n'ai trouvé aucune mention des diverses altérations de la sensibilité générale, et notamment de l'analgésie, que l'on observe dans la période secondaire de la syphilis, surtout chez les femmes.

Il y a quelques mois à peine, M. le Dr Fournier,

dans ses remarquables leçons (1), faites à l'hôpital de Lourcine, a signalé bsencede la se cette ansibilité à la douleur. Il s'exprime ainsi : « C'est l'analogie pathologique qui m'a conduit, dans ces dernières années, à rechercher quel était l'état de la sensibilité générale chez les femmes syphilitiques. Voyant que bon nombre d'intoxications avaient pour résultat de troubler cette sensibilité à des degrés divers et sous des modes différents, je me suis demandé si le poison syphilitique ne déterminait pas de phénomènes semblables.

J'ai établi une enquête scrupuleuse sur ce point, et j'ai été stupéfait de constater qu'en effet, sur un très-grand nombre de nos malades, la sensibilité était altérée d'une façon très-remarquable. Je dis stupéfait, parce que des phénomènes aussi accentués et aussi facilement saisissables que ceux dont je veux vous entretenir ne me semblaient guère de nature à avoir pu échapper jusqu'ici à l'attention des observateurs. Encouragé par les premiers résultats obtenus, j'ai continué cette étude, et je puis vous donner aujourd'hui, comme certain, que la syphilis secondaire détermine, d'une façon commune chez les femmes, des troubles divers de la sensibilité générale. »

J'ai pensé qu'il serait utile d'exposer, d'une façon toute particulière, ces phénomènes si curieux, et j'ai choisi cette question pour sujet de ma thèse inaugurale.

(1) A. Fournier, Extrait d'une leçon clinique sur l'analgésie syphilitique faite à Lourcine et insérée dans les Annales de dermatologie et de syphiliographie, 1869, p. 486.

J'ai été guidé, dans mes recherches, par les conseils éclairés de mon savant maître, M. le Dr A. Fournier, qui a bien voulu mettre à ma disposition ses observations encore inédites, et à qui je me fais un devoir de donner ici un témoignage public de ma gratitude et de mon dévouement.

APERÇU PHYSIOLOGIQUE SUR LA SENSIBILITÉ CUTANÉE.

Les recherches analytiques de la physiologie moderne ont démontré que la catégorie d'impressions désignées en bloc sous le nom de *sensitives*, n'était que la résultante de sensations multiples; que parmi les fibres centripètes ramenant au sensorium commun les diverses impressions recueillies à la périphérie des plexus sensitifs, les unes étaient véritablement des conducteurs des impressions douloureuses, et les autres des agents de transmissions des sensations purement tactiles.

Ces diverses modalités des impressions sensitives, qui s'associent si merveilleusement dans l'exercice de nos sensations journalières, se dissocient dans quelques cas pathologiques et persistent isolément à l'exclusion les unes des autres. — En effet, dans certaines circonstances morbides, les nerfs dolorifères de la peau ainsi que ceux des appareils viscéraux, sont isolément frappés d'une sorte de paralysie, tandis que les impressions tactiles congénères restent intactes; il y a là une véritable analgésie, comme Beau l'a établi (1). — La peau des individus, dont les diverses fibres sensitives ont été ainsi inégalement atteintes, peut être impunément pincée, irritée, transpercée avec des aiguilles, sans que les fibres dolorifères cutanées, frappées d'inertie, donnent le moindre signe de réaction fonctionnelle.

Le tégument cutané présente, en quelque sorte, une vaste surface de réception pour les impressions du dehors.

Les *sensations tactiles* sont collectées d'une manière inégale, ainsi que Weber nous l'apprend (2). — Elles ont pour siége de prédilection les extrémités digitales, qui sont les véritables appareils sensoriels du tact; la pulpe des extrémités digitales n'est pas seulement une surface sensorielle, ébranlée passivement par les impressions extérieures, elle présente des appareils mobiles actifs d'une activité incessante. — Quand nos doigts, par une série de mouvements réguliers et coordonnées, vont toucher les objets ambiants, les explorent, s'appliquent à multiplier leurs points de contact avec eux, s'accommodent à leurs surfaces, ils accomplissent des mouvements d'adaptation fonctionnels analogues à ceux qu'effectuent les globes oculaires pour suivre à la piste les objets extérieurs. — Les impressions tactiles recueillies à la surface des expansions nerveuses cutanées sont juxtaposées aux *sensations dolorifères*, et conduites par les racines postérieures

(1) Beau, Archives générales de médecine, t. XVII. 1848, p. 5.
(2) Landry, Traité de paralysie.

au niveau des régions postéro-latérales de la moelle; c'est là qu'il faut les rechercher pour les trouver dans l'ensemble des fibres ascendantes de l'axe spinal.

Les fibres dolorifères, d'après Chauveau (1), paraissent être spécialement groupées au niveau des points d'implantation des racines postérieures, là où se détache de leur masse commune une certaine catégorie de fibrilles, radiculaires ascendantes. — Quand on applique, en effet, sur des animaux vivants des irritations mécaniques sur cette bandelette de fibres verticales, on voit une manifestation instantanée de douleur. Les mêmes irritations, appliquées au niveau des faisceaux latéraux qui sont en avant des précédents, ne produisent pas de douleur. — Les impressions sensitives conscientes sont groupées en bloc le long de la continuité des fibres qui constituent les faisceaux latéraux. Les fibres les plus postérieures de ces faisceaux, c'est-à-dire celles qui sont accolées au niveau des points d'implantation des fibrilles radiculaires postérieures, représentent l'ensemble des fibres dolorifères, irradiées de tous les points de la périphérie sensitive, et les fibres antérieures de ces mêmesfaisceaux représentent l'ensemble des fibres tactiles, irradiées de tous les points de la périphérie cutanée.

Au niveau de la région bulbaire s'entre-croisent

(1) Chauveau, Mémoire inséré dans le Journal de physiologie, 1868, p. 57.

les fibres latérales de l'axe qui se prolongent au delà et arrivent dans la région médiane de la couche optique.

On est donc conduit à supposer que les impressions sensorielles spéciales, ramenées ainsi vers les régions centrales, suivent un trajet identique (1), et que les impressions dolorifères, en particulier, disséminées au sein de la couche optique, communiquent à cet amas de substance grise sa sensibilité si exquise. — Des faits pathologiques bien constatés montrent que, lorsque les impressions sensitives et tactiles sont conservées, les fibres des faisceaux sont respectées, et que, inversement, la destruction des fibres latérales entraîne la perte de la perception dans le sensorium des impressions tactiles et sensitives (2).

Ces faits confirment l'assertion précédente. Les impressions sensitives tactiles ne suffisent point par elles seules à nous faire juger ou apprécier tous les différents caractères des corps extérieurs avec lesquels nous sommes en contact, et l'activité musculaire doit être mise en jeu, surtout pour nous rendre compte du poids et de la résistance d'un corps donné.

Les impressions spéciales propres à l'*appréciation*

(1) Les fibres dolorifères suivent une direction ascendante au milieu des autres éléments spinaux, et on les trouve à découvert au milieu du plancher du quatrième ventricule. — Une irritation de cette région à l'aide d'une pointe d'épingle provoque chez les chiens un signe d'une violente douleur. — Vulpian, Mémoires de la Société de biologie, 3e série, t. III, 1861, p. 315.

(2) Magendie, Leçons sur le système nerveux, t. I, p. 183.

de la température paraissent probablement être transmises au sensorium par des conducteurs spéciaux. — Elles semblent devoir être, dans certaines circonstances, isolément abolies ou isolément respectées (1); ce sont, du reste, des phénomènes trop peu connus dans leurs modes de propagation centripète pour que nous puissions y insister.

TROUBLES DU SYSTÈME NERVEUX EN GÉNÉRAL DANS LA PÉRIODE SECONDAIRE DE LA SYPHILIS.

Je ne puis aborder l'étude de la sensibilité générale (notamment de l'analgésie dans la période secondaire de la syphilis qui est le sujet principal de ma thèse), sans dire quelques mots des divers troubles du système nerveux qui peuvent se manifester sous l'influence de la diathèse syphilitique.

Tout à fait au début de l'infection, c'est-à-dire dans les quelques jours qui précédent l'apparition de toute espèce d'exanthème spécifique, ou conjointement avec la première éruption cutanée ou muqueuse, le système nerveux se trouvant fortement ébranlé sous l'influence directe du poison syphilitique, nous révèle ses souffrances par des désordres multiples dans le fonctionnement des organes auxquels il préside. Ces désordres affectent les formes les plus bizarres et les plus variées. — Depuis la douleur la plus bénigne, jusqu'à la plus violente; depuis le plus léger affaiblissement

(1) Voyez les observations qui figurent ici dans cette thèse.

jusqu'à la paralysie la plus complète; depuis la simple inquiétude nerveuse jusqu'à l'hypochondrie la plus profonde et la manie la plus furieuse : en un mot, tous les désordres de la sensibilité, de la motilité et de l'intelligence peuvent être déterminés par la diathèse syphilitique.

Étudions maintenant, du moins sous forme de résumé, l'ensemble des troubles qui constituent ce qu'on a désigné du nom de *névropathie diathésique*.

Le plus souvent c'est un état de malaise, de courbature ou de brisement des membres, de prostration générale; de *douleurs* vagues et erratiques, siégeant, soit dans les lombes, soit dans les masses musculaires des membres; quelquefois ces *douleurs articulaires* se localisent aux membres supérieurs (épaules, coudes, poignets), ou inférieurs (genoux, cou-de-pied), parfois aux articulations sterno-claviculaires, et peuvent simuler un véritable rhumatisme articulaire aigu; mais on est bientôt éclairé par l'absence de tout phénomène de tuméfaction ou de rougeur se manifestant au niveau de la jointure qui est le siége de ces douleurs.

De plus, les mouvements imprimés aux membres ne provoquent pas des douleurs aussi intenses que celles que l'on constate chez les rhumatisants; les articulations ne sont très-sensibles qu'à la pression.

D'autres fois, ces douleurs suivent le trajet des nerfs sensitifs et constituent de véritables *névralgies*, qui cependant ont ceci de particulier, qu'elles sont mobiles et instantanées, disparaissant d'un moment à l'autre pour reparaître de nouveau, soit sur le même nerf, soit sur un autre plus ou moins éloigné du premier ou sur son congénère. — Ces douleurs névralgiques peuvent persister plus ou moins longtemps sans céder au traitement calmant que l'on emploie en pareille occurrence dans les autres névralgies de causes différentes.

Outre ces phénomènes morbides que nous venons de mentionner, on voit fréquemment se produire sous l'influence de la diathèse syphilitique des changements dans le caractère des malades, lesquels deviennent tristes et mélancoliques, irritables, inquiets, etc. D'autres fois on les voit présenter quelques légers *symptômes d'hystérie;* parfois même éclatent pour la première fois de véritables attaques d'hystérie, de chorée, d'épilepsie, etc., comme le prouvent les observations suivantes :

OBS. I. — Syphilis. — Chancres indurés. — Pléiades bi-inguinales. — Roséole. — Céphalée intense, fièvre intense périodique. — Phénomènes nerveux multiples. — Étourdissements. — Douleurs du côté gauche et aux deux tempes avec céphalalgie intense. — Phénomènes algides des extrémités. — Attaques hystériformes. — Arthralgie. — Absence d'anémie. — Troubles de la sensibilité (anesthésie et analgésie). — Guérison.

F..., âgée de 20 ans, fleuriste, est entrée à Lourcine, le 12 janvier 1869, dans le service de M. le Dr A. Fournier, salle Saint-Clément, lit n° 39.

D'une constitution robuste, elle est bien réglée depuis l'âge de 12 ans, et a eu un enfant il y a un an. Elle assure n'avoir jamais eu de maladies vénériennes antérieures. Dernier rapport il y a six semaines; depuis cette époque elle a ressenti des démangeaisons à la vulve; la grande lèvre droite s'est tuméfiée. — Il y a trois semaines elle s'est aperçue qu'elle avait deux boutons à la vulve. — Elle n'a suivi aucun traitement jusqu'à ce jour.

A l'examen nous trouvons à la vulve trois énormes chancres infectants. — Adénopathie bi-inguinale. — Lymphangite. — Le col utérin est ulcéré, dur et saignant. — Aucun exanthème.

La malade se plaint de maux de tête qui l'empêchent de dormir.

Quelques jours après son entrée, il se déclare une fièvre périodique, caractérisée pas des frissons avec chaleur et sueurs; la malade éprouve une violente céphalalgie qui détermine des étourdissements. — Courbature générale, douleurs vives dans le côté gauche et aux deux tempes. — Soif intense la nuit; appétit conservé. — Tous ces phénomènes persistent pendant un mois et demi.

20 janvier. Tout le corps est couvert d'une roséole papuleuse. — Les chancres sont complétement cicatrisés. — La malade éprouve de l'abattement. Puis surviennent des attaques hystériformes; la malade nous affirme que jamais, antérieurement, elle n'a éprouvé de symptômes semblables, et n'a jamais eu d'affection nerveuse. Absence complète de tout signe de chlorose; pas de souffle cardiaque, ni vasculaire.

Traitement. — Deux pilules de proto-iodure de mercure de 5 centigrammes chacune (1).

9 mars. La roséole ne laisse plus que quelques macules insignifiantes. La malade a les pieds glacés et trempés de sueurs; elle éprouve des douleurs dans les articulations. — Nous constatons *des troubles notables de la sensibilité.* Quand on pique avec une épingle soit les membres inférieurs, soit les membres supérieurs, la malade n'éprouve aucune douleur, même quand l'épingle est enfoncée à une certaine profondeur. — La sensation de contact est cependant conservée. Il y a anesthésie de la conjonctive et de la muqueuse nasale. — Quand on approche une allumette enflammée de ses doigts, elle n'éprouve aucune douleur, mais la sensation de la chaleur est parfaitement conservée.

Le 10. Tout le corps est complétement insensible. — La malade a perdu la sensation du tact. — Les douleurs, la fièvre, la céphalée et tous les autres phénomènes ont disparu depuis quelques jours.

Le 22 La malade dit sentir mieux; enfin le 30, la sensibilité au tact et à la douleur est complétement rétablie. La guérison est parfaite.

Réflexions. — Cette observation est très-intéressante par les accidents nerveux multiples qui se sont manifestés chez cette femme, et surtout par

(1) J'indique ici, une fois pour toutes, pour éviter les répétitions, que dans le service de M. le Dr Fournier, à Lourcine, les pilules de proto-iodure de mercure sont dosées à 0,05 centigrammes par pilule. — Quant au sirop d'iodure de potassium les doses sont les suivantes : sirop d'écorces d'oranges amères 500 grammes, iodure de potassium 20 grammes. Chaque cuillerée contient donc approximativement un gramme d'iodure.

les attaques hystériformes qui ont éclaté sous l'influence de l'infection syphilitique, comme le prouvent les déclarations de la malade. — Elle est aussi remarquable par l'existence de l'anesthésie avec analgésie, coïncidant avec la parfaite conservation de la sensation à la température. — Enfin, cette observation présente de l'intérêt en ce qui concerne l'efficacité du traitement spécifique et la disparition rapide de tous les troubles nerveux. Ce fait prouve encore une fois de plus que ces troubles sont occasionnés par l'action directe du virus syphilitique sur le système nerveux, sans l'intermédiaire forcé d'un état anémique.

Ce n'est pas tout encore. Les malades éprouvent souvent des *douleurs de tête* intenses, survenant surtout la nuit; ces douleurs occupent de préférence soit la région frontale, soit le cuir chevelu ; d'autres fois elles siégent dans une moitié de la tête (hémicranie). Elles sont souvent accompagnées d'insomnie, comme dans l'observation précédente, parfois de vertiges et d'étourdissements.

La *sensibilité spéciale* peut être aussi plus ou moins altérée, et l'on voit des malades se plaindre de troubles de la vue, de bourdonnements d'oreille ; parfois même il existe de la dureté de l'ouïe, plus rarement on constate l'abolition ou la simple perversion de l'odorat et du goût.

Il n'est pas jusqu'à la *fièvre* qui n'ait été observée plus fréquemment qu'on ne le pense en général. Elle précède souvent l'apparition d'un exanthème qui va éclater ; quelquefois elle persiste après la disparition définitive de ce dernier. Cette fièvre affecte les types les plus bizarres et les plus irréguliers; tantôt c'est le type intermittent et irrégulier, tantôt le type continu, absolument comme dans la fièvre typhoïde, avec asthénie bien manifeste, sans qu'on constate pourtant ni tuméfaction de la rate ni ballonnement du ventre ; tantôt enfin le type rémittent avec exacerbations nocturnes ou diurnes. Un des aspects les plus curieux de cette fièvre, c'est, comme l'a dit M. le Dr A. Fournier, le contraste fréquent entre les phénomènes habituels de l'état fébrile (accélération du pouls et élévation de la température) et l'état des fonctions digestives. La langue, chez les fébricitants par syphilis, se conserve le plus habituellenent humide, nette, dépourvue d'enduits saburraux. De plus, l'appétit est souvent conservé ; quelquefois même augmenté concurremment avec des phénomènes fébriles, jusqu'à constituer une véritable *boulimie*, comme dans l'observation suivante :

Obs. II. — Syphilis. — Chancre labial. — Syphilides papuleuses à la vulve et au périnée. — Uréthrite purulente. — Vaginite. — Plaques des amygdales. — Adénopathie cervicale. — Périostose frontale. — Roséole confluente. — Troubles nerveux divers. — Troubles gastriques, boulimie. — Anémie peu accusée. — Phénomènes algides des extrémités. — Fièvre spécifique. — Troubles de la sensibilité (analgésie complète et générale, anesthésie limitée). — Guérison.

La nommée Eléonore G..., âgée de 18 ans, entre à Lourcine le 10 août 1869, dans le service de M. le Dr A. Fournier, salle Saint-Clément, lit n° 39.

Cette malade dit qu'elle a toujours été bien portante et bien réglée. Pas de maladies vénériennes antérieures.

Elle fait remonter le début de sa maladie à six semaines, époque à laquelle elle eut un bouton à la lèvre supérieure, bouton qui a duré quinze jours.

Etat actuel. — A l'examen on constate : 1° papules plates sur le bord libre de la grande lèvre et sur la petite lèvre droite ; 2° quatre papules sèches au périnée ; 3° uréthrite purulente ; 4° vaginite avec sécrétion abondante ; 5° à la lèvre supérieure une érosion encore rénitente et à base indurée qui nous semble être un chancre labial en voie de réparation ; 6° plaques muqueuses des amygdales ; 7° adénopathie cervicale bien accusée ; 8° périostose frontale droite. Rien sur le corps ; maux de tête depuis un mois.

Traitement.—Injections d'eau fraîche; pansements avec liqueur de Labarraque et oxyde de zinc ; une pilule de proto-iodure de mercure (5 centigrammes).

13 août. Roséole, d'abord partielle et discrète, mais bientôt généralisée sur tout le corps et confluente. Periostose moins douloureuse et moins saillante. Sensibilité conservée.

Pendant tout le mois de septembre la malade a éprouvé des accidents nerveux très-variés. Parmi ces accidents les plus saillants sont :

Céphalée nocturne avec insomnie. Sensation de refroidissement général sur tout le corps. Mains et pieds glacés et humides ; cet accident persistait même lorsque la malade était prise de fièvre et qu'elle avait la peau brûlante. En outre, elle éprouvait des douleurs dans le ventre, notamment au niveau de la fosse iliaque gauche, mais sans diarrhée. Battements de cœur, même pendant le décubitus dorsal.

Quelques jours après son entrée dans le service, la malade a été prise d'une fièvre très-intense (frisson, chaleur et sueurs abondantes). Cette fièvre se répétait presque tous les soirs et ne cessait que vers huit heures du matin ; quelquefois elle persistait même toute la journée. Au milieu de la fièvre la langue a été toujours nette et humide. L'appétit, qui était diminué dans les premiers jours de séjour à l'hôpital, est devenu à la fin très-vif (boulimie), même pendant l'accès fébrile. La malade se plaignait d'un étourdissement continuel, surtout dans la station debout, et de bouffées de chaleur dans la journée qui lui montaient à la figure. Ses règles ont été en retard de quatre mois, mais elles ont reparu vers la fin du mois de septembre un peu moins abondantes qu'à l'ordinaire.

Souffle cardiaque et vasculaire très-léger. Sensibilité conservée.

Traitement. — 2 pilules de proto-iodure de mercure de 5 centigrammes chacune; 2 cuillerées de sirop d'iodure de potassium (20 grammes d'iodure pour 500 grammes de sirop d'écorces d'oranges).

Tous ces accidents se sont amendés vers le 4 octobre et la malade sort en assez bon état.

11 octobre. La malade rentre de nouveau ayant pour tout accident une rougeur érythémateuse

à la vulve et aux plis génito-cruraux, rougeur accompagnée de prurit. Aucun exanthème.

Depuis trois jours elle se plaignait de douleurs à l'épigastre, sans envie de vomir.

Tous les accidents que nous avons notés avant sa sortie se reproduisent alors avec la même intensité : céphalée, insomnie, boulimie, épistaxis, refroidissement des mains et des pieds, mais la sensibilité qui jusqu'alors était intacte, devient de plus en plus altérée dans ses trois modalités de perception.

C'est le 25 octobre que nous nous apercevons pour la première fois de l'existence d'une *analgésie* presque générale, irrégulièrement distribuée, plus marquée du côté de l'extension que du côté de la flexion, surtout aux jambes.

Les seuls points que nous trouvons sensibles sont la paume des mains, la plante des pieds et la face postérieure des cuisses et des jambes.

La sensibilité tactile est aussi altérée, à un tel point que, au dire de la malade, l'aiguille lui échappe parfois de la main sans qu'elle s'en aperçoive : mais la sensibilité à la température est partout conservée, excepté à la face dorsale du métacarpe où elle est complétement éteinte.

(La malade affirme qu'il y a six jours elle sentait bien ; elle affirme aussi qu'elle n'a jamais eu d'attaques de nerfs ni aucun symptôme d'hystérie.)

Du 26 octobre au 8 novembre apparaissent des douleurs vives dans les cuisses, surtout à la face interne ; en même temps la malade se plaint de douleurs également vives dans les seins, douleurs s'exaspérant à la pression et même au simple toucher; le frottement des vêtements arrache des cris plaintifs. Ces douleurs sont soulagées par l'application du collodion. L'appétit est exagéré, de façon que la malade dit qu'elle mangerait bien huit ou neuf portions au lieu de six qu'on lui donne. Et, en effet, elle a été surprise plusieurs fois mangeant les portions de ses compagnes.

Traitement. — Six pilules d'iodure de fer, deux cuillerées du sirop d'iodure de potassium; vin de quinquina.

8 novembre. La malade sort en bon état.

Vers le 30 novembre elle rentre de nouveau, se plaignant de douleurs vives à l'épigastre avec envies de vomir; quelquefois elle vomit des journées entières. Ses douleurs de seins sont revenues ainsi que celles des cuisses. La boulimie persiste encore, mais les douleurs de tête ont diminué et la malade dort bien ; elle se plaint, en outre, de douleurs de côté qui l'empêchent de respirer. En effet, la respiration est accélérée.

Sensibilité à la douleur conservée au dos et à la plante des pieds, mais analgésie absolue des jambes, des cuisses, de l'abdomen, des membres supérieurs, sauf à la paume des mains ; de la face du cou; sensibilité conservée au dos et aux régions fessières. Rien sur le corps. Elle se plaint constamment de battements de cœur et d'étouffement; elle n'a pas eu ses règles jusqu'à présent. Pas de souffle cardiaque ni vasculaire; joues assez colorées. Aucun signe de grossesse.

17 décembre. La fièvre reparaît dans la nuit, quelquefois dans la journée. Les pieds et les mains sont toujours froids. Dès que la malade se met à coudre, les mains transpirent beaucoup. Elle se plaint de soubresauts très-forts dans les membres. La sensibilité au tact est tout à fait rétablie, mais l'analgésie est devenue complète sur tout le corps.

Ainsi *analgésie* aux épaules, aux bras, aux avant-bras, aux mains, aux doigts; mais la sensibilité est conservée au creux de la main droite. A gauche les doigts ont conservé leur sensibilité à leur face antérieure.

A la face analgésie bien accusée partout, sauf au niveau du lobule du nez et à la partie moyenne de la lèvre supérieure; tout le reste de la face est insensible, les joues, les lèvres, les ailes du nez, les paupières, le front.

Analgésie complète des oreilles et du cuir chevelu.

Analgésie de tout le cou et du dos en haut comme en bas; toutefois la malade dit que, si elle ne sent pas la piqûre, elle sent au moins le contact de l'épingle, plus sur la ligne médiane que sur les parties latérales.

Analgésie des seins, de tout le thorax et de tout l'abdomen.

Analgésie complète des cuisses, des genoux, des jambes et des chevilles. La distribution de la sensibilité aux pieds se fait comme il suit:

Sensibilité normale de la plante des pieds; à la face dorsale, la sensibilité va en diminuant progressivement de l'extrémité des orteils à la face dorsale des pieds; elle disparaît complètement au niveau du cou-de-pied; toutefois à gauche elle disparaît moins vite qu'à droite, de telle sorte que la face dorsale du pied gauche est plus sensible à la douleur que celle du pied droit.

La sensibilité olfactive est un peu diminuée. La titillation de l'isthme du gosier ne détermine que tardivement des efforts de vomissement.

Vers le 21 décembre, les points qui étaient jusqu'alors sensibles à la douleur, comme la paume des mains et la plante des pieds, deviennent complétement insensibles.

Dans le cours du mois de décembre, la malade eut, outre de la céphalée, de l'insomnie, des palpitations, de la fièvre, des douleurs dans les seins, des douleurs dans les jambes, spécialement aux mollets et aux genoux, à tel point que la marche devenait difficile. Il existait en outre une véritable dyspnée, sans troubles du côté des organes thoraciques, ni digestifs. La respiration est anxieuse et accélérée, se répétant au moins 44 fois par minute. Langue nette, appétit bon (six portions).

Nous sommes frappé du contraste qui existe entre la conservation de l'appétit avec langue nette, digestion intacte, selles régulières d'une part, et d'autre part l'accélération du pouls et de la respiration. — Évidemment, dit M. Fournier, il y a là un état tout à fait spécial.

20 janvier. La malade se trouve un peu soulagée et demande sa sortie.

Le 8 février elle se présente à la consultation avec des plaques muqueuses à la bouche, sur les deux lèvres. Elle n'a suivi aucun traitement depuis sa sortie. La sensibilité est encore éteinte sur quelques points du corps :

Analgésie de la face plus marquée à droite qu'à gauche; sensibilité conservée au cuir chevelu, à la nuque, à la paume des mains, à la face antérieure des avant-bras, aux plis des coudes, au membre inférieur droit.

Analgésie des seins, de l'abdomen, de la partie antérieure du thorax et des mains à la face dorsale.

La malade rentre de nouveau à l'hôpital vers le 16 février pour des plaques muqueuses aux lèvres et des papules sèches à la vulve.

A l'exploration de la sensibilité, nous trouvons l'analgésie dans le même état que lorsque la malade s'est présentée à la consultation il y a une huitaine de jours.

Traitement. — 1 pilule de proto-iodure de mercure (5 centigrammes); deux cuillerées du sirop d'iodure de potassium, dont la formule est ci-dessus indiquée; vin de quinquina.

Au bout d'une quinzaine de jours de traitement une amélioration très-manifeste se déclare, et pour les syphilides, et pour les troubles de la sensibilité.

28 mars. La sensibilité est tout à fait rétablie partout où il y avait analgésie.

La malade est encore soumise au traitement.

Réflexions. — Cette observation est intéressante à plusieurs points de vue : par l'existence de la fièvre qui affecta une marche presque continue avec exacerbations nocturnes; par le refroidissement glacial des mains et des pieds même au milieu de la fièvre; par les vomissements fréquents qui l'accompagnèrent; par l'accélération de la respiration, sans lésions thoraciques; enfin, par cette particularité bizarre, qu'au milieu de tous ces phénomènes morbides, l'appétit a été conservé, si ce n'est augmenté (boulimie), et que la langue a toujours été tout à fait nette et humide. — Elle est aussi remarquable par la multiplicité des accidents nerveux qui consistaient en névralgies diverses: hyperesthésie des seins; battements de cœur, etc.; par les troubles de la sensibilité qui, généralisés et complets au début (c'est-à-dire affectant la sensibilité dans toutes ses formes), se sont bornés plus tard à altérer la sensibilité à la douleur. En effet, c'est l'analgésie qui a persisté le plus longtemps, et qui a résisté avec ténacité au traitement spécifique; elle affectait une marche tout à fait irrégulière relativement à son siége et à son intensité. Chez cette malade en l'absence de tous signes d'anémie et de névrose, on est forcé d'admettre que tous ces accidents névropathiques ont été le résultat de l'action directe de l'infection générale spécifique sur le système nerveux, comme le prouve d'ailleurs le bon résultat du traitement mercuriel.

Quant à la fièvre, l'existence de ce phénomène, en tant que manifestation syphilitique, est déjà connue depuis longtemps; Hunter en avait déjà signalé la présence dans le cours de la syphilis; et plus récemment M. H. de Castelneau en a fait le sujet d'un mémoire (sur la fièvre syphilitique primitive).

Ce nom de fièvre syphilitique doit être conservé, puisque cette fièvre résiste au sulfate de quinine ainsi qu'aux autres fébrifuges, tandis qu'elle est justiciable du mercure.

Tous ces troubles que nous venons de passer en revue ne sont pas liés à des lésions matérielles appréciables et cèdent le plus souvent au traitement spécifique; quelques auteurs les attribuent à l'existence d'un état de chloro-anémie, que l'on observe si fréquemment chez les sujets syphilitiques, dont le sang est plus ou moins altéré dans ses éléments constitutifs par l'infection générale. — Mais nous verrons plus loin, dans la description des altérations de la sensibilité, que cette hypothèse ne peut avoir sa raison d'être devant les faits que nous avons recueillis pour cette thèse, et qui nous forcent à admettre qu'en l'absence de tous signes de chloro-anémie et de névrose, ces troubles doivent être attribués à l'action directe du virus syphilitique sur le système nerveux.

TROUBLES DE LA SENSIBIBITÉ GÉNÉRALE DANS LA PÉRIODE SECONDAIRE DE LA SYPHILIS.

Je n'ai point l'intention de présenter l'histoire complète des altérations de la sensibilité observées dans les diverses maladies générales ou dans le cours de certains états morbides; aussi dans la description qui va suivre, j'aurai soin d'insister seulement sur les phénomènes que l'on constate le plus fréquemment chez les sujets syphilitiques.

A l'exemple de tous les auteurs qui ont étudié cette question, je diviserai ces troubles en trois chefs ou catégories bien distinctes. — Tantôt, en effet, la sensibilité est exaltée, soit dans toutes ses formes, soit dans l'une d'elles seulement, c'est l'hyperesthésie; tantôt la sensibilité est diminuée ou abolie, et on dit qu'il y a anesthésie quand c'est la sensibilité tactile qui est éteinte, et analgésie quand c'est la sensibilité à la douleur qui fait défaut; tantôt enfin, la sensibilité peut n'être ni abolie, ni exagérée, mais simplement modifiée ou pervertie dans l'exercice de ses fonctions à l'état normal.

Toutefois, il est bon de remarquer que ces trois modes d'altérations, si distincts les uns des autres, offrent, au point de vue clinique, les plus intimes connexions : ils peuvent se trouver groupés chez le même sujet; ils se déplacent et se succèdent avec une facilité singulière, en un mot ils présentent les formes les plus bizarres et les plus variées, et tout cela sous l'influence d'une seule et même cause, sans qu'on puisse déterminer rigoureusement quelles sont les conditions secondaires qui font plus particulièrement éclater l'un ou l'autre de ces modes pathologiques.

Étudions maintenant chacun de ces troubles en particulier.

Exaltation de la sensibilité ou hyperesthésie. — Définition : l'hyperesthésie est un état morbide dans lequel toutes les sensations physiologiques de la sensibilité sont plus ou moins exagérées.

Elle est relativement rare chez les syphilitiques, surtout si on la compare aux autres troubles de la sensibilité (analgésie et anesthésie).

Néanmoins on l'observe quelquefois sur certaines surfaces de la peau, où elle est très-limitée; jamais elle ne depasse les limites d'une région ou d'un organe : ainsi elle peut envahir le cuir chevelu, et le contact le plus léger, celui d'un peigne, par exemple, arrache alors des cris aux malades ; le front, la nuque, la peau des seins et l'épigastre peuvent être le siége de l'hyperesthésie ; quelquefois celle-ci se manifeste sur quelques points d'un membre (jambe, cuisse, avant-bras, etc.), mais jamais dans toute sa continuité.

La portion de la peau qui est le siége de l'hyperesthésie ne présente habituellement, ni phénomènes inflammatoires, ni éruption, ni même aucune coloration anormale, résultat d'une simple congestion du réseau capillaire; elle conserve presque toujours son état normal ; quelquefois cependant l'hyperesthésie est accompagnée dephénomènes fébriles locaux (chaleur, rougeur, etc.), d'une légère éruption papuleuse, de l'érection des follicules pileux, en un mot d'un véritable éréthisme, mais cet état est tout à fait passager.

Il est très-fréquent de voir l'hyperesthésie s'accompagner de véritables *névralgies, superficielles ou profondes*, qui se révèlent par des douleurs spontanées, ou par une forte pression au niveau des parties hyperesthésiées (1), car il ne faut pas oublier qu'un des caractères essentiels de l'hyperesthésie est de ne se révéler que par l'application ou le contact des excitants naturels de la sensibilité : ainsi, quand on vient à toucher ou presser fortement la peau qui est le siége de l'hyperesthésie on ne détermine pas de douleurs ; si au contraire on en effleure légèrement la surface, les malades souffrent au point de pousser quelquefois des cris de douleur : de même la chaleur, le simple contact des vêtements occasionnent des sensations douloureuses, lesquelles sont parfois si intenses qu'elles peuvent déterminer la syncope. Ce fait paraît très-rare chez les syphilitiques ; du moins, je ne le trouve pas noté dans les observations qu'il m'a été donné de compulser.

La sensation accusée par les malades est très-variable : le plus souvent c'est une véritable douleur analogue à celle qui se produit, lorsque la peau, dénudée de son épiderme, acquiert une sensibilité anomale; quelquefois c'est une sensation de chaleur, de brûlure : ou bien les malades se plaignent de picotement, de fourmillement, de démangeaison (ce dernier phénomène précède presque toujours les éruptions cutanées).

(1) Voir obs. II.

A l'hyperesthésie, il succède souvent une diminution de la sensibilité (anesthésie ou analgésie), mais cette règle n'est pas toujours constante; quelquefois on remarque, autour des surfaces hyperesthésiées, de l'anesthésie et de l'analgésie, et il semblerait, suivant la séduisante explication de Cabanis, que la sensibilité abandonne certains points de la surface cutanée, pour se concentrer sur d'autres.

Les *muqueuses* participent quelquefois à cette exaltation de la sensibililité; c'est par elle que nous devons expliquer les maux de gorge si fréquents chez les syphilitiques, alors qu'il n'existe aucune lésion appréciable à l'examen le plus attentif. Nos observations en offrent plusieurs exemples remarquables : il en est de même de la toux, des douleurs vives qu'accusent les malades dans le bas-ventre, et surtout pendant la miction, lorsque ces douleurs ne s'accompagnent pas non plus d'une lésion quelconque des organes qui en sont le siége ; on ne peut guère expliquer ces phénomènes morbides, autrement que par l'hyperesthésie des muqueuses bronchique, vésicale et uréthrale.

Il n'est pas jusqu'à la *sensibilité musculaire* qui ne puisse elle-même être envahie par l'hyperesthésie ; c'est par elle que l'on doit expliquer les douleurs sourdes ou vives considérées souvent comme rhumatismales, et qui siégent généralement, non-seulement dans les jointures, mais encore, et assez souvent, dans les masses musculaires. — C'est de la même façon qu'il convient d'expliquer les endolorissements musculaires que l'on constate si fréquemment chez les syphilitiques, lorsque l'on vient à leur comprimer les membres.

L'observation suivante présente un exemple d'hyperesthésie cutanée. Il faut remarquer toutefois que la malade était sujette à des attaques hystériques, mais n'avait jamais éprouvé d'accidents hyperesthésiques avant l'invasion de la syphilis.

Obs. III. — Syphilis. — Ulcérations vulvaires et anales à base parcheminée. — Adénopathie inguinale et cervicale. — Croûtes dans les cheveux. — Syphilide, papulo-muqueuse humide vulvaire. — Accidents nerveux multiples et hystériformes de date ancienne. — Troubles de la sensibilité (analgésie et anesthésie passagères). — Guérison.

P..., âgée de 22 ans, est entrée à Lourcine, le 4 février 1868, dans le service de M. le Dr A. Fournier, salle Saint-Jean, lit n° 6.

Elle est bien réglée, et n'a pas eu d'autres maladies que son affection vénérienne actuelle. Elle est malade, dit-elle, depuis deux mois, et n'a subi aucun traitement interne.

Etat actuel :

Il existe deux ulcérations superficielles à base notablement parcheminée, l'une à la vulve, et l'autre à la marge de l'anus. — Adénopathie spécifique.

Traitement. — Pansement avec la liqueur de Labarraque et l'oxyde de zinc; une pilule de 5 centigrammes de proto-iodure de mercure; vin de quinquina.

Vers le 24 février, réparation très-avancée des

ulcérations. La malade se plaint d'insomnie, de maux de tête; légère adénopathie cervicale. Rien d'anormal à la gorge. Quelques croûtes dans les cheveux. Elle accuse en outre des douleurs rhumatoïdes dans les membres; des névralgies, sciatique, intercostale, otalgique (cette dernière amenant une certaine dureté de l'ouïe à gauche).

La malade a des sueurs à tout moment : faiblesse, vertige, étourdissement. Les douleurs de tête sont plus vives la nuit que le jour.

Traitement. — Outre les pilules de proto-iodure de mercure, on prescrit deux cuillerées de sirop d'iodure de potassium.

Tous ces phénomènes s'amendent graduellement, et la malade sort le 26 mars, promettant de continuer le traitement.

Le 1er septembre, elle revient avec une syphilide papulo-muqueuse humide vulvaire. Elle accuse toujours des douleurs de tête très intenses; insomnie, étourdissements, courbature générale dans tout le corps.

Le 22. Fièvre avec frisson et sueurs nocturnes. Température axillaire : 38,5. Elle mange cinq portion, mais pas de viande.

Alopécie. Ses maux d'estomac persistent. Cessation du traitement.

Vers le 1er janvier 1869, *sensibilité cutanée exagérée aux deux avant-bras.* Endolorissement musculaire.

Cette malade éprouve depuis quatre ans des accidents hystériformes. Elle a eu des attaques d'hystérie fréquentes, se répétant plusieurs fois dans la semaine; en même temps, sensation d'une boule qui lui montait à la gorge.

Traitement. — Sirop d'iodure de potassium, deux cuillerées; 6 pilules de Vallet; vin de quinquina; eau de Spa.

9 janvier 1869. Elle a été prise à cinq heures du matin, à son lever, d'un étourdissement qui l'a forcée de s'asseoir immédiatement; elle est restée immobile sur sa chaise pendant dix minutes, les yeux égarés; pas de mouvements convulsifs, pas de contracture des doigts, pas d'écume à la bouche. En se ranimant, elle est restée quelque temps sans proférer une parole; peu après, elle s'est plainte de douleurs dans les membres, surtout dans les jambes, de douleurs de tête et de courbature. Elle n'avait jamais éprouvé d'accidents semblables à la suite des attaques précédentes. L'hyperesthésie, déjà notée, est plus marquée que les jours précédents; cependant, on peut enfoncer une épingle assez profondément au niveau du coude, sans provoquer aucune douleur. Céphalée fort intense, crampes d'estomac; aigreurs et inappétence. Dans le courant de la journée, la malade a eu deux petites attaques, et trois dans la nuit. Ces attaques sont caractérisées d'abord par des convulsions toniques, puis par des mouvements cloniques, et de la perte de connaissance; il y avait même, paraît-il, un peu d'écume à la bouche; elle ne s'est pas mordue la langue.

A la suite de ses attaques, elle parle seule, déraisonne ; parlant de sa famille, de serpents, etc.

A la fin de sa crise, ce matin, elle avait de l'écume à la bouche, les poings fermés, les mains dans la pronation forcée, les pupilles dilatées. Insensibilité générale et profonde. Elle est abattue, étouffe, éprouve une grande dyspnée, et fait de profonds soupirs. Sensibilité revenue après l'attaque.

Traitement. — Julep avec bromure de potassium, 4 grammes, et éther, 2 grammes.

A partir de ce moment, la malade a eu de fréquentes attaques hystériformes. La fièvre spécifique suit son cours.

Ces phénomènes s'amendèrent de jour en jour, et la malade sort en bon état le 24 février.

Elle revient de nouveau au bout de quatre mois avec une nouvelle syphilide ; elle continue comme par le passé à avoir des attaques hystériformes, de l'hyperesthésie et de la fièvre.

Elle est soumise au traitement suivant: 4 cuillerées du sirop d'iodure de potassium, dont la formule est déjà indiquée ; potion de bromure de potassium ; bains sulfureux.

Réflexions. — Cette observation est remarquable par la série de crises nerveuses dont le retour paraît avoir été provoqué chez cette malade par des poussées successives de l'infection syphilitique. Les troubles de la sensibilité n'ont pas offert chez elle la même évolution que chez la plupart des autres malades non hystériques.

Chez cette femme l'hystérie n'a pas été développée par la syphilis, puisqu'elle lui était antérieure. Mais elle a certainement reçu de cette maladie une impulsion nouvelle, un coup de fouet, si je puis ainsi parler ; ce que démontre surabondamment, à mon sens, la reproduction de crises nouvelles coïncidemment avec chaque poussée syphilitique.

Quant à l'étude de l'exaltation de la sensibilité dans ses diverses formes, je me contenterai, en raison du manque d'observations sur ce sujet, relativement à la syphilis, de renvoyer le lecteur aux travaux (1) où sont le mieux étudiés ces divers phénomènes morbides, et où on trouve des cas intéressants, touchant l'exaltation des diverses formes de la sensibilité à l'exclusion les unes des autres.

De même, je n'insisterai pas sur une variété des troubles de la sensibilité, dans laquelle il n'existe ni abolition, ni exaltation dans les diverses fonctions de la sensibilité, mais simplement perversion dans l'accomplissement normal de ces divers actes. Cette question est encore à étudier chez les syphilitiques. Néanmoins, je pourrai noter ici un fait de ce genre, qui s'observe fréquemment en pareille occurrence. C'est la sensation de chaud ou de froid, soit générale, soit partielle, que parfois quelques malades accusent, tandis qu'au thermomètre, on constate tout à fait le contraire de ces fausses sen-

(1) Landry, Recherches physiologiques et pathologiques sur les sensations tactiles. (Archives générales de médecine, juillet 1852).

Sur le même sujet. Bellion, Recherches historiques sur la pathologie et la physiologie des sensations tactiles cutanées. (Thèse, Paris, (1853).

sations; par exemple, une malade prise de fièvre sypnilitique (accident très-fréquent), chez laquelle la peau est partout chaude, va accuser une sensation de froid, tantôt générale, tantôt localisée sur certaines régions, le plus souvent aux extrémités (mains et pieds). Toutefois il ne faut pas confondre ces phénomènes, avec l'algidité des extrémités qui, d'après M. Fournier, est un accident très-fréquent chez les syphilitiques, et qui est non-seulement éprouvée par le malade, mais aussi constatée par l'application de la main et l'examen thermométrique.

Abordons maintenant l'étude d'une autre variété de troubles de la sensibilité. Celle-ci est beaucoup plus importante que celles que nous avons étudiées jusqu'à présent, en raison de sa fréquence relative dans la période secondaire de la syphilis, sinon chez l'homme, du moins plus particulièrement chez la femme. Je veux parler de la *diminution ou abolition des diverses formes de la sensibilité*, ou autrement dit, de l'*anesthésie*, de l'*analgésie* et de la *perte du sentiment de la température.*

Il est bon toutefois de rappeler ici, que c'est à M. Beau (1) que l'on doit la distinction très-ingénieuse entre l'anesthésie et l'analgésie. En effet, cet auteur, par ses remarquables recherches cliniques sur les troubles de la sensibilité, a réservé ou donné le nom d'anesthésie à la perte ou paralysie de la

(1) V. Archives de médecine (citées dans mon Aperçu physiologique).

sensibilité au tact, tandis que celui d'analgésie est appliqué à la perte ou paralysie de la sensibilité à la douleur. Cette distinction est très-réelle, et doit être conservée.

Il n'est pas de mon sujet, d'exposer ici tout ce qui a été dit sur l'anesthésie et l'analgésie dans les diverses maladies où elles ont été signalées, je me bornerai à les étudier au point de vue des caractères qu'elles affectent sous l'influence de l'infection syphilitique.

Pour être constatées sur les différentes régions de la peau, l'analgésie et l'anesthésie réclament des procédés tout à fait différents.

Lorsqu'il n'existe que de l'analgésie simple, le plus souvent les malades ne s'en aperçoivent pas, et ils sont fort surpris, quand on leur fait observer qu'une portion plus ou moins étendue de leur corps n'est plus impressionnable à la douleur; aussi, l'on est obligé pour constater la présence de ce symptôme, d'employer les piqûres à l'aide de l'épingle, les pincements et la torsion de la peau. Au contraire, lorsqu'il y a anesthésie, le plus souvent les malades qui en sont affectés, en ont plus ou moins conscience, surtout lorsque l'insensibilité tactile siége aux mains ou aux pieds. Aussi, faut-il toujours, lorsqu'on en soupçonne l'existence, commencer par interroger les sensations du malade et savoir de lui, s'il apprécie nettement la forme, la surface extérieure des objets dont il se sert chaque jour; si les pieds sentent distinctement le sol, etc. On doit ensuite explorer la sensibilité de la peau en promenant d'abord le doigt légèrement sur sa surface, par un simple contact, pour apprécier le degré de la finesse tactile dans les différentes régions du corps; puis on exercera une certaine pression, afin de constater l'état des couches profondes. Il faut avoir soin, dans ce mode de recherches, de comparer autant que possible la sensibilité dans les régions symétriques, de tenir compte des variations de la sensation tactile suivant les individus, d'avoir égard au développement variable des couches épidermiques, développement en rapport avec la profession du sujet et la région que l'on examine. Il importe aussi que les yeux du malade chez lequel on explore la sensibilité soient fermés, afin d'obtenir des notions assez précises sur le siége et le degré de la lésion.

Pour constater la sensibilité des muqueuses il suffit de les toucher simplement avec un corps mousse, avec les barbes d'une plume, etc.

Ces divers troubles (*anesthésie*, *analgésie et perte dusens de la température*) affectent la sensibilité des différentes façons, et se manifestent sous des formes très-variées. Tantôt ces manifestations morbides ne portent que sur le sens de la douleur, les autres sensations sont intactes; elles constituent ce que l'on appelle alors l'*analgésie*. Tantôt elles intéressent à la fois et les sensations douloureuses et les sensations tactiles avec conservation du sens de la température, et les malades qui présentent ces troubles sont simultanément analgésiques et anesthésiques.

D'autres fois enfin la sensibilité est plus ou moins

altérée dans toutes ses formes, c'est-à-dire, qu'outre l'analgésie et l'anesthésie, il y a perte du sentiment de la température.

1re VARIÉTÉ. — La forme la plus fréquente et la plus habituelle que l'on observe chez les syphilitiques est, sans contredit, la *forme analgésique avec conservation de la sensibilité au tact et à la température.* Aussi la plupart de nos observations ne sont que des exemples de cette variété.

OBS. IV. — Syphilide papulo-érosive et squameuse à la vulve. — Adénopathie bi-inguinale et cervicale. — Syphilide circinée généralisée. — Légère anémie. — Analgésie presque complète. — Guérison.

R..., âgée de 17 ans, est entrée à Lourcine le 28 décembre 1869, dans le service de M. le Dr A. Fournier, salle Saint-Clément, n° 11.

Elle dit n'avoir jamais eu de maladies vénériennes antérieures; elle est bien réglée et a toujours été bien portante. Elle n'a jamais eu, dit-elle, ni attaques de nerfs, ni accidents nerveux. Malade depuis deux mois, elle n'a suivi aucun traitement chez elle. — A l'examen, on constate l'existence de nombreuses papules de divers aspects, à la vulve, aux parties péri-vulvaires, au périnée et à l'anus (syphilide papulo-érosive et squameuse). Col et vagin sains.

Adénopathie bi-inguinale bien accentuée. Croûtes dans les cheveux, sans alopécie ; séries de syphilides absolument circinées au cou, aux plis des coudes, à l'abdomen, au-dessus du pénil et à la face interne des cuisses ; sensibilité conservée.

Traitement. — 6 pilules d'iodure de fer, 1 pilule de proto-iodure de mercure Bains de vapeurs.

Le 29. Céphalée continue, surtout la nuit. Insomnie; bon appétit; sueurs aux mains et aux pieds. Douleurs épigastriques. La syphilide circinée envahit les lombes, la nuque, le front et le cuir chevelu. Au cœur souffle léger au premier temps à la base, pas de palpitations. Souffle intermittent vasculaire très-léger. Pâleur. La malade dit n'avoir pas perdu ses forces.

21 janvier. La syphilide circinée des cuisses a tout à fait disparu ; elle ne laisse que des macules plates, brunes, rappelant la peau du nègre. La syphilide du cou est presque entièrement effacée et présente les mêmes macules.

Le 22. La malade dit avoir la fièvre depuis trois jours de cinq heures du soir au matin.

Plaques opalines sur les amygdales; adénopathie cervicale.

La sensibilité à la température et au tact est partout conservée.

Analgésie presque générale sur toute la surface cutanée. — Absence complète de sensibilité à la douleur aux mains (faces dorsale et palmaire); aux doigts, aux poignets, aux avant-bras, aux plis des coudes, aux bras, aux aisselles, aux épaules, au cou, au cuir chevelu, à la face, à tout le pourtour de la bouche, des narines et aux oreilles. La sensibilité de la conjonctive est émoussée ainsi que celle de la membrane pituitaire. La muqueuse buccale est insensible au niveau des lèvres, des joues et des gencives, au palais et à l'arrière-gorge. La sensibilité de la face dorsale et de la pointe de la langue est émoussée; les bords et la face inférieure de cet organe sont sensibles. Analgésie au tronc, à la partie antérieure de la poitrine, aux seins, à la région épigastrique et sur tout l'abdomen. Dos insensible latéralement et sur la partie médiane. Les membres inférieurs sont analgésiques au niveau des hanches, des cuisses, des genoux, des jambes et des pieds sauf à la face plantaire.

Les parties génitales sont également insensibles sauf au niveau de la muqueuse.

Le 25. *Statu quo* pour l'analgésie. Pas de sensation de boule, ni d'attaques d'hystérie. La céphalée, la fièvre et la douleur épigastrique persistent avec la même intensité.

Sensation de refroidissement général, surtout aux pieds et aux mains qui sont baignés de sueurs. Courbature générale. Pas de souffle au cœur, ni aux vaisseaux du cou.

Traitement. — Deux cuillerées de sirop d'iodure de fer. 2 pilules de proto-iodure de mercure. Vin de quinquina.

Le 29. La céphalée, l'insomnie et les maux d'estomac persistent. La fièvre a cessé depuis deux jours. Appétit très-développé; cinq portions. Pas de palpitations. Même sensation de refroidissement. Même traitement.

Statu quo pour l'analgésie.

9 février. Depuis huit jours la malade souffre

d'un énorme gonflement ganglionnaire de la partie latérale droite du cou, qui a résisté aux cataplasmes et aux sangsues, et qui a cédé à l'application d'un vésicatoire et à des badigeonnages de teinture d'iode.

La sensibilité est revenue à la face et au cou, à la conjonctive, à la pituitaire et à la muqueuse buccale.

L'analgésie persiste au cuir chevelu et aux membres supérieurs (sauf à la face palmaire des mains, où la sensibilité est revenue à son état normal), à la poitrine et aux seins, à l'abdomen, sauf à la région épigastrique, où la sensibilité n'est plus qu'émoussée. La sensibilité est revenue aux deux tiers supérieurs des cuisses, aux genoux, aux jambes et aux pieds. La fièvre a cessé. Mais la céphalée, l'insomnie et les maux d'estomac persistent toujours.

La malade dit qu'elle se sent faible, au point qu'elle ne peut se tenir debout. Les mains et les pieds sont toujours mouillés, mais la sensation de refroidissement a disparu. Appétit diminué (1 portion). Pas d'étourdissement. Pas de souffle au cœur ni dans les vaisseaux.

4 mars. Depuis quelques jours la malade ne souffre plus nulle part; elle a recouvré partout sa sensibilité normale; elle sort complétement guérie.

Réflexions. — Cette observation est très-intéressante : 1° par l'analgésie complète et générale de toute la surface cutanée et de certaines muqueuses, analgésie coïncidant avec l'éruption d'une syphilide circinée presque généralisée; 2° par l'absence de signes pathognomoniques de chloro-anémie et de symptômes de nervosisme, quoiqu'il y eût au commencement un léger souffle cardiaque et vasculaire, mais ces troubles ne sont pas en rapport avec l'intensité de l'analgésie qui s'est montrée presque absolue sur tout le corps. D'une autre part, ces troubles dans la circulation n'ont pas été de longue durée et ont disparu en même temps que les troubles de la sensibilité, grâce au traitement spécifique.

2e VARIÉTÉ. — Une autre forme de ces troubles qui s'observe aussi chez les syphilitiques, mais moins fréquemment cependant que la précédente, est celle où l'on observe *l'analgésie combinée à l'anesthésie, avec conservation du sens de la température.*

Une particularité digne d'être notée, c'est que l'analgésie apparaît presque toujours la première, et ce n'est qu'au bout d'un certain temps que l'on voit l'anesthésie envahir les points de la peau qui ont déjà perdu la sensibilité à la douleur. De même aussi lorsque l'anesthésie coïncide avec l'analgésie, le plus souvent elle reste limitée à une surface plus ou moins étendue de la peau, sans avoir de la tendance à se généraliser dans les mêmes proportions que l'analgésie.

Une autre particularité à noter, c'est que, si l'analgésie se rencontre souvent seule, sans anesthésie, la réciproque n'a jamais été observée, du moins jusqu'à ce jour. Il semble que l'anesthésie ne puisse exister seule, car les malades qui en sont atteints ont toujours la sensibilité à la douleur plus ou moins altérée (A. Fournier).

Les observations suivantes donneront de bons exemples de cette forme.

Obs. V. — Syphilis. — Plusieurs chancres indurés à la vulve. — Syphilide érosive à la grande lèvre droite. — Adénopathie bi-inguinale. — Végétations anales. — Syphilide papulo-squameuse du ventre. — Céphalée. — Insomnie. — Fièvre (mains et pieds froids et baignés de sueur). — Pas d'anémie, ni d'attaques de nerfs, ni d'accidents hystériformes. — Douleurs articulaires. — Troubles de la sensibilité (analgésie et anesthésie). — La malade sort avant guérison.

La nommée Héloïse R..., couturière, âgée de 17 ans, entre à Lourcine le 11 mai 1869, dans le service de M. le Dr Fournier, salle Saint-Clément, lit n° 40.

Cette fille, d'une forte constitution, est bien réglée, et n'a jamais eu de maladies vénériennes antérieures. Elle est malade depuis trois semaines et n'a suivi aucun traitement.

A l'examen, on constate plusieurs chancres indurés de la petite lèvre droite et de la fourchette, et une syphilide érosive de la grande lèvre droite; végétations anales; légères excoriations sur le col, croûtes dans les cheveux. Pas d'adénopathie cervicale.

Depuis quinze jours la malade éprouve de l'insomnie, mais n'a point de céphalée ni de fièvre. Les pieds sont entièrement mouillés et froids, ainsi que les mains (hyperhidrose).

Il y a analgésie presque complète des mains, des pieds, de l'abdomen et des seins; en un mot la sensibilité à la douleur est partout émoussée.

La malade affirme n'avoir jamais eu d'accidents nerveux hystériformes; ses joues sont colorées, ainsi que les muqueuses buccale, oculaire, etc. On constate un léger bruit de souffle cardiaque au premier temps, à la base, mais pas de souffle vasculaire.

Traitement. — Une pilule de proto-iodure de mercure, deux cuillerées de sirop d'iodure de fer. Pansement avec la liqueur de Labarraque et l'oxyde de zinc; vin de quinquina.

22 mai. Les érosions vulvaires et les chancres sont cicatrisés. L'analgésie est plus complète.

La sensibilité à la douleur est complétement abolie aux membres supérieurs et inférieurs, au ventre, aux seins, aux joues, au front, aux oreilles, au cuir chevelu ; elle est normale à la pituitaire.

La sensibilité tactile est notablement diminuée.

Depuis quelques jours la malade éprouve de la céphalée ; les mains et les pieds sont toujours froids et baignés de sueur.

L'état général est toujours satisfaisant ; appétit conservé. Le souffle cardiaque a disparu ; pas de palpitations.

Le 26. L'analgésie est complète et générale. Les troubles que nous avons déjà signalés persistent. La malade perd l'appétit. Syphilide papulo-squameuse sur le ventre. Douleurs dans les genoux.

Traitement. — Frictions avec l'onguent mercuriel : 4 grammes; douches froides : six pilules de Vallet; vin de quinquina.

La malade sort sur sa demande le 17 juillet, sans qu'aucun trouble se soit amendé

Réflexions. — Dans cette observation, il faut remarquer que l'analgésie est associée avec l'anesthésie et que la sensibilité à la température a été seule conservée ; de plus, on note l'existence d'une légère anémie qui n'est pas néanmoins en rapport avec l'intensité et la généralisation des troubles de la sensibilité.

Obs. VI. — Syphilis. — Chancre à base fortement indurée. — Pléiade ganglionnaire. — Syphilides papulo-érosives vulvaires. — Roséole papuleuse. — Adénopathie pharyngienne. — Fièvre syphilitique. — Céphalée. — Sternalgie. — Xyphalgie. — Troubles de la sensibilité sans anémie (analgésie et anesthésie). — Guérison.

T..., âgée de 19 ans, lingère, entre le 9 février 1869 à Lourcine, dans le service de M. le Dr Fournier, salle Saint-Clément, n° 33.

Elle est d'une constitution moyenne, n'a jamais eu de maladies vénériennes antérieures ; mal réglée.

La maladie actuelle aurait débuté il y a quinze jours, d'après le dire de la malade, par un bouton situé à la grande lèvre droite.

A l'examen nous constatons sur la face antérieure de la grande lèvre droite un chancre infectant à base fortement indurée. Pléiade bi-inguinale. Leucorrhée ; col érosif.

Traitement. — Une pilule de proto-iodure de mercure ; deux cuillerées de sirop d'iodure de fer ; pansement à la pommade de calomel.

23 février. Apparition à la vulve d'une série de syphilides papulo-érosives sèches ou humides. Le chancre est en réparation.

Du 27 février au 9 mars la malade éprouve de la fièvre, des frissons accompagnés de chaleur et de sueur, de l'insomnie, de l'inappétence, des crampes d'estomac, de la sternalgie, de l'épigastralgie ; elle est abattue et se plaint de courbature générale.

Vers le 2 mars est apparue une roséole papuleuse qui s'accroît les jours suivants.

9 mars. Le chancre est cicatrisé; il reste à sa place une surface papuleuse dure. Il y a amélioration dans l'état général. La roséole est bien moins accusée.

La malade accuse de vives douleurs le long des membres inférieurs et dans les hanches.

26 mars. Toute la vulve est le siége d'une syphilide lenticulaire rouge. Sur le corps syphilide polymorphe, érythème simple sur quelques points, mais surtout érythème papuleux. La malade se plaint de maux de gorge; rien d'appréciable à l'examen, pas même de la rougeur. Adénopathie pharyngienne. La fièvre reprend; céphalée avec insomnie.

Des troubles de la sensibilité se manifestent. La sensibilité au tact est tellement abolie que la malade n'a pas conscience du contact des objets. On peut traverser la peau des doigts et de la face dorsale des mains sans qu'il y ait production de douleur; mais, chose curieuse, ces troubles qui existent généralisés à la main gauche sont distribués d'une tout autre façon à la main droite. Ainsi la malade sent bien le contact des objets aux trois premiers doigts, elle sent mal au quatrième et nullement au cinquième : il en est de même pour la douleur. La malade affirme n'avoir jamais eu d'attaques de nerfs ni aucune affection nerveuse. Les battements du cœur sont normaux ; pas de souffle cardiaque ni vasculaire.

On reprend les pilules de proto-iodure de mercure que la malade avait cessé de prendre depuis quinze jours.

La fièvre persiste avec plus ou moins d'intensité pendant deux mois, ainsi que la céphalée. La malade éprouve en même temps de l'oppression, une soif vive, de l'épigastralgie, des douleurs et des bourdonnements d'oreille. La syphilide vulvaire s'est étendue à la région anale et persiste sans aucune amélioration, malgré le traitement. On ordonne trois pilules de proto-iodure de mercure, de 5 centigrammes chacune.

Vers le 5 avril, tous les troubles s'amendent sensiblement; la sensibilité au tact et à la douleur revient peu à peu; ainsi le 10 avril la sensibilité au tact et à la douleur est revenue complétement à la main gauche, excepté au doigt annulaire. Des érosions amygdaliennes apparaissent et résistent quelque temps à la cautérisation, puis les syphilides s'amendent.

Le 17 août, la malade sort, ayant recouvré complétement la sensibilité au tact et à la douleur.

Les syphilides du corps ne laissent plus que des

macules; celles de la vulve sont complétement sèches.

Réflexions. — Cette observation est remarquable par les manifestations multiples de l'infection syphilitique ; ainsi : troubles de la calorification (fièvre, frisson, sueurs); troubles de la respiration ; désordres de l'innervation accusés par les douleurs multiples qu'a éprouvées la malade, et enfin par les troubles de la sensibilité (anesthésie et analgésie) localisés et différemment distribués aux deux mains. Ce fait est, en outre, intéressant par l'efficacité très-grande du traitement spécifique qui a amené la disparition complète de tous ces accidents.

Troisième variété. — La sensibilité peut être lésée dans toutes ses modalités, et l'on constate alors *l'anesthésie et l'analgésie avec la perte du sentiment de la température ;* mais cette forme est beaucoup plus rare encore que la précédente. Les malades qui portent ces divers troubles sont tout à fait insensibles à tous les excitants de quelque nature qu'ils soient, et l'on peut impunément leur traverser la peau de part en part à l'aide de l'épingle, la tordre, la pincer, la brûler jusqu'à produire de larges eschares sans qu'ils accusent la moindre douleur. De plus, ces malades, outre qu'ils n'apprécient ni la forme ni l'état de surface des objets, ne les sentent pas complétement et les laissent souvent tomber quand ils ne les surveillent pas à l'aide de la vue ; enfin, soit qu'ils marchent, soit qu'ils restent couchés dans leur lit, ils se sentent eux-mêmes comme s'ils étaient suspendus en l'air.

L'observation suivante en est un exemple remarquable :

Obs. VII. — Syphilis. — Syphilide ulcéreuse à la vulve et aux parties périvulvaires. — Roséole confluente. — Syphilide pigmentaire. — Plaques muqueuses à la gorge. — Adénopathie cervicale et inguinale. — Troubles nerveux multiples. — Fièvre continue syphilitique. — Anémie tardive. — Troubles de la sensibilité (analgésie, anesthésie, insensibilité à la température). — Amélioration très-manifeste.

C..., couturière, âgée de 21 ans, entre à Lourcine le 16 mars 1869, dans le service de M. le Dr Fournier, salle Saint-Clément, lit n° 34. D'une constitution moyenne, d'une bonne santé habituelle, bien réglée, cette femme a eu, il y a deux ans, une fièvre typhoïde, puis, au mois de décembre 1868, une syphilis, dont elle a été soignée dans le service du Dr Després, à Lourcine, salle Saint-Bruno. Aujourd'hui, on constate, à son entrée dans le service : une syphilide ulcéreuse siégeant à la vulve, à la marge de l'anus et aux plis génito-cruraux avec adénopathie spécifique, vaginite, rougeur érythémateuse sur le corps. La malade accuse une douleur partant du sein gauche et contournant le ventre en ceinture. Au bout de quelques jours d'un pansement avec la liqueur de Labarraque et l'oxyde de zinc, les ulcérations se réparent ; mais les douleurs persistent et s'accusent dans d'autres endroits, aux jambes notamment, avec crampes dans les mollets et à l'épigastre.

Du 19 au 25, syphilide pigmentaire à la nuque; insomnie; céphalée; étourdissements; fièvre nocturne avec frisson; soif vive; inappétence; pieds et mains froids et humides; plaques opalines des amygdales; adénopathie cervicale double.

Traitement. — 2 cuillerées de sirop d'iodure de fer; une pilule de proto-iodure de mercure; vin de quinquina.

Le 25. On constate une obtusion de la sensibilité au tact, sur les membres supérieurs; la malade ne sent pas où on la touche, lorsqu'on lui promène un objet sur le dos de la main et sur les doigts.

Insensibilité à la douleur lorsqu'on lui enfonce une épingle sur le dos de la main, elle en a à peine conscience.

Insensibilité à la température; elle ne sent qu'après un certain temps la flamme d'une bougie.

Cette insensibilité au tact, à la douleur et à la température existe aux membres supérieurs, aux membres inférieurs, au tronc et au visage.

Le chatouillement de l'intérieur des narines ne produit aucune sensation. La conjonctive est également peu sensible.

La malade affirme n'avoir jamais eu ni névralgie, ni névrose, ni attaques de nerfs. Ses joues sont rosées. A peine perçoit-on un léger murmure dans les vaisseaux du cou. Rien d'anormal au cœur. Donc, bien évidemment, dit M. Fournier, ces symptômes ne tiennent pas à un état anémique.

Les douleurs persistent ainsi que tous les troubles nerveux déjà signalés. On constate de plus des battements de cœur, de l'abattement, de la faiblesse musculaire au dynamomètre. Vertiges, étourdissements, troubles de la vue.

La malade se plaint de nouvelles douleurs dans le côté et l'épaule gauche.

Le 30 mars. — Elle est en proie à une très-vive douleur qui, des lombes à gauche, descend jusqu'au pied, en parcourant bien exactement le trajet du nerf sciatique. — Les doigts de la main gauche sont engourdis, comme endoloris, dit-elle ; les mains et les pieds sont baignés de sueur.

Myosalgie à l'épaule, au cou ; fièvre continue ; bourdonnements d'oreille.

Analgésie devenant de plus en plus complète ; une forte piqûre est à peine sentie à la joue. — On traverse la peau des membres supérieurs et inférieurs avec une épingle, sans que la malade éprouve de la douleur.

Vers le 5 avril, la roséole est toujours très-confluente. — La malade prend trois pilules de protoiodure de mercure.

Le 8 novembre. — Analgésie générale très-accusée. Il y a un mieux sensible ; la malade est moins affaiblie, moins abattue, elle n'a plus de bourdonnements d'oreille. — Cependant les douleurs persistent. — On constate, après une exploration minutieuse, une ténosite du tendon du biceps.

Le 10. — Elle dit avoir la sensation d'une boule qui vient la serrer à la gorge. — Céphalée moins opiniâtre. — Toujours inappétence, fièvre, douleurs, insensibilité. — Battements de cœur de temps à autre. — Il n'y a point d'amaigrissement.

Comme il y a irritation des gencives, on cesse les pilules.

Du 10 au 21, la céphalée et la fièvre cessent. — La malade va bien comme état général. — L'analgésie est complète au dos des mains et des pieds incomplète aux jambes et aux cuisses; presque complète à l'abdomen, au thorax, aux seins, au dos, à la face, à la pituitaire. — Anesthésie presque généralisée. — Toujours sensation de boule.

La sensibilité à la température et au tact est obtuse. — Taches bleues au creux épigastrique.

Du 21 au 27, quelques nausées et vomissements ; un peu de fièvre. — Bruit de mouche accentué dans les vaisseaux du cou, avec souffle assez fort. — Face colorée.

Les taches bleues ont disparu. — *Statu quo* pour l'analgésie.

Du 27 avril au 8 mai, il existe encore des battements de cœur, de la fièvre, de l'étouffement, quelques irrégularités du pouls.

Du 8 mai au 17, la sensibilité paraît avoir notablement reparu. — La face est bien colorée; il n'y a plus de fièvre. — La malade se trouve en bon état et demande à sortir.

Réflexions. — Il ressort, de tout ce que nous venons de voir dans cette observation, que les altérations si accentuées de la sensibilité ont éclaté en même temps que les autres troubles du système nerveux, avant qu'il y eût le moindre signe de chloro-anémie, dont l'existence n'a été constatable que très-tardivement, alors que les phénomènes asthéniques se sont bien accusés par la persistance de la fièvre.

Par conséquent, on doit conclure que les altérations de la sensibilité, ainsi que les autres troubles nerveux, ne sont pas le résultat de l'état chloro-anémique, et ne doivent être attribuées qu'à l'action directe de la diathèse syphilitique. — De plus, dans cette observation, la sensibilité a été altérée dans toutes ses formes.

De ces divers troubles de sensibilité, nous venons de voir que le plus commun est l'analgésie, soit seule, soit accompagnée quelquefois d'anesthésie. Il importe donc que nous étudiions cette analgésie syphilitique d'une façon toute spéciale relativement à son siége, son intensité, sa durée, sa marche, etc.

Et d'abord, à *quelle époque de l'infection syphilitique* se manifestent l'analgésie et les autres troubles de la sensibilité?

On peut répondre sur ce point, et sans hésitation aucune, que ces divers troubles éclatent presque toujours dans les premiers mois de la période secondaire, conjointement avec d'autres accidents secondaires, éruptions exanthématiques, plaques muqueuses, etc.

Comme *degré ou intensité*, l'analgésie affecte de nombreuses variétés.

Chez un premier groupe de malades, elle ne consiste qu'en une légère diminution de la sensation douloureuse. Cette forme s'observe chez la plupart des malades dont la sensibilité est simplement émoussée, mais non éteinte.

Dans cette variété, l'analgésie est tout à fait superficielle et exclusivement cutanée; aussi, pour la rechercher, faut-il avoir soin de ne pas trop enfoncer l'épingle à travers la peau, sans quoi l'on dépasserait les limites des parties indolores. Dans cette forme d'analgésie, la plupart des malades sont sensibles au pincement et à la torsion de la peau.

Chez d'autres syphilitiques l'analgésie est, en quelque sorte, absolue et très-profonde, et l'on peut traverser la peau de part en part à l'aide d'une épingle, sans que les malades accusent aucune sensation douloureuse; dans ce cas, la sensibilité à la douleur est non-seulement éteinte à la peau, mais aussi dans le tissu cellulaire sous-cutané.

Entre ces deux extrêmes, tous les termes moyens peuvent se rencontrer. Les observations suivantes présentent des exemples de toutes ces variétés.

Obs. VIII. — Syphilis. — Érosions vulvaires. — Ulcération chancreuse à l'anus. — Papules sèches à base fortement indurée à la grande lèvre droite. — Adénopathie bi-inguinale. — Catarrhe utérin purulent. — Syphilide papulo-érythémateuse au thorax. — Croûtes dans les cheveux avec sensibilité très-vive du cuir chevelu. — Syphilide papulo-squameuse de la face. — Psoriasis palmaire. — Ictère. — Troubles nerveux multiples. — Troubles de la sensibilité sans anémie (analgésie complète et générale). Guérison.

La nommée Elisa H...., couturière, âgée de 22 ans, est entrée à Lourcine, le 27 avril 1869, dans le service de M. le Dr Fournier, salle Saint-Jean, lit n° 6.

Elle est d'une constitution moyenne, et n'a jamais eu de maladies vénériennes antérieures. Bien réglée, elle n'a pas été enceinte. Elle a été soignée à Saint-Louis pour la gale.

A l'examen, on constate à l'entrée de la vulve plusieurs érosions sans caractères bien tranchés. A l'anus siége une ulcération chancreuse très-profonde. Muqueuse vaginale rouge. Col volumineux, érosif et saignant. Catarrhe utérin purulent. Pas d'adénopathie inguinale.

Traitement. — Pansement avec une solution de nitrate d'argent au trentième. Injections d'eau froide. 6 pilules de Vallet.

29 mai. — Il s'est produit depuis une quinzaine de jours une tuméfaction de la grande lèvre droite qui est couverte de petites papules sèches et fortement indurée à sa base. Adénopathie bi-inguinale.

La malade se plaint depuis quelques jours de vives douleurs dans les reins, de fièvre nocturne.

25 juin. — Elle présente l'état suivant : ictère; syphilide papulo-érythémateuse au thorax ; céphalée depuis quelques jours ; croûtes dans les cheveux; sensibilité très-vive du cuir chevelu à la pression ; constipation.

La malade se plaint de douleurs générales qui l'agitent toute la nuit et l'empêchent de dormir. Epistaxis. Inappétence. Syphilide papulo-squameuse de la face et psoriasis palmaire. Adénopathie cervicale.

Traitement. — Citrate de magnésie, 40 grammes.

2 pilules de proto-iodure de mercure. Sirop d'iodure de potassium, 2 cuillerées. Bains alcalins. Frictions avec 4 grammes d'onguent mercuriel.

19 juillet. — L'ictère est sensiblement diminué. Les grandes lèvres sont couvertes de syphilides papuleuses confluentes. Le psoriasis palmaire est devenu squameux. La malade éprouve, vers le soir, à la nuque, des douleurs qui envahissent graduellement toute la tête.

On constate dans les cheveux un gonflement osseux du frontal. La commissure lacrymale gauche est envahie par des érosions blanchâtres. Courbature générale. Pas de battements de cœur. La malade est complétement *analgésique*. (La sensibilité explorée dès l'entrée de la malade à l'hôpital était intacte).

3 août. L'ictère a disparu. Les syphilides sont atténuées, mais les autres phénomènes persistent.

L'analgésie est presque complète et généralisée. On cesse le traitement mercuriel, par suite d'accidents survenus dans la bouche.

Traitement. — 2 cuillerées de sirop d'iodure de potassium. Gargarisme au chlorate de potasse. Vin de quinquina.

30 août. La malade sort. L'affection vulvaire est guérie, et les syphilides ne laissent plus que des macules.

L'*analgésie* persiste, ainsi que les autres phénomènes.

La malade revient à la consultation le 14 septembre 1869. Il y a une grande amélioration dans l'état général. Les joues sont rosées. La sensibilité est revenue en certains points, mais dans d'autres il y a encore de l'analgésie très-prononcée.

Réflexions. — Dans cette observation, les troubles de la sensibilité ont été profonds et généralisés. De plus ils se sont prolongés pendant un temps assez long, et ont résisté avec ténacité au traitement spécifique.

On note aussi, outre les accidents nerveux divers qui se sont produits sous l'influence de l'infection syphilitique, l'ictère qui est un accident relativement assez rare chez les syphilitiques. Il semble avoir été de nature spécifique, et peut, par conséquent porter le nom d'ictère syphilitique.

Obs. IX. — Syphilis. — Érosions syphilitiques vulvaires. — Pléiade bi-inguinale. — Roséole papuleuse. — Angine simple compliquée de plaques muqueuses. — Abcès rétropharyngien. — Fièvre syphilitique. — Abattement. — Céphalée. — Douleurs dans les membres. — Palpitations. — Absence complète d'anémie. — Troubles de la sensibilité (analgésie). — Guérison.

M..., passementière, âgée de 16 ans, entrée le 6 avril 1869, dans le service de M. le Dr Fournier, salle Saint-Clément, lit n° 24.

Elle n'a jamais eu de maladies vénériennes antérieures et paraît jouir d'une excellente santé ; bien réglée, elle n'a jamais été enceinte.

Elle dit avoir eu un bouton à la partie inférieure de la grande lèvre droite, il y a environ un mois.

A l'examen on constate : tuméfaction œdémateuse et dure de la grande lèvre droite; érosions plates sur les petites lèvres. Pléiade bi-inguinale; écoulement vaginal. Col rouge et saignant.

Roséole papuleuse du tronc.

La malade dit que depuis quelques jours elle éprouve de la fièvre avec frisson et chaleur, de la céphalée et des battements de cœur.

Il y a *analgésie* des membres supérieurs et inférieurs; la sensibilité est obtuse sur le tronc et à la face. On traverse les téguments à l'aide de l'épingle, sans que la malade éprouve de la douleur. Elle souffre seulement quand l'épingle est profondément implantée.

La sensibilité au tact est conservée. La malade affirme n'avoir jamais eu d'accidents nerveux; elle n'a jamais eu ni battements de cœur, ni rhumatisme. Pas de souffle dans les vaisseaux du cou ni au cœur. Pendant un mois la malade éprouve de la fièvre, de la céphalée, des palpitations, de l'abattement; ses extrémités sont froides et humides. Elle se plaint de maux de gorge; — soif intense; — inappétence. Douleurs dans les cuisses.

Traitement. Une pilule de proto-iodure de mercure, trois cuillerées de sirop d'iodure de fer. — Pansement avec la liqueur de Labarraque.

24 avril. Angine simple, compliquée d'érosions spécifiques. Les érosions des petites lèvres se cicatrisent, et la lymphangite tend à disparaître.

29 avril. Abcès rétro-pharyngien latéral; on l'ouvre, il en sort un pus crémeux abondant. Les battements de cœur deviennent de moins en moins fréquents, la fièvre diminue. La roséole a disparu

en ne laissant que quelques macules. On reprend le traitement mercuriel que l'on avait cessé depuis quelques jours, à cause de l'abcès pharyngien.

10 mai. *La sensibilité est rétablie partout.* La malade n'éprouve plus de maux de tête ni de douleurs dans les cuisses. De temps en temps encore quelques palpitations ; ses forces lui reviennent ; elle mange cinq portions, on continue le traitement.

Elle sort le 17 mai entièrement guérie.

Réflexions. Voilà encore une observation qui prouve de la manière la plus nette et la plus précise l'opinion que nous venons soutenir, à savoir : que les troubles de la sensibilité ainsi que les accidents nerveux peuvent être le résultat de l'action directe de la diathèse syphilitique sans qu'il y ait le moindre signe d'anémie.

Obs. X. — Syphilis. — Chancre induré à la vulve. — Plaques muqueuses à l'anus. — Vaginite. — Adénopathie bi-inguinale. — Syphilide papulo-squameuse discrète sur le corps. — Alopécie. — Croûtes dans les cheveux. — Plaques muqueuses des amygdales. — Troubles nerveux multiples. — Troubles de la sensibilité (analgésie et anesthésie). — Pas d'anémie, ni d'attaques d'hystérie. — Guérison.

La nommée Mélanie V..., blanchisseuse, âgée de 17 ans, entre à Lourcine le 5 janvier 1869, dans le service de M. Fournier, salle Saint-Clément, n° 51.

Elle n'a jamais eu de maladies vénériennes antérieures. Réglée à 12 ans, elle n'a pas été enceinte. Elle a vécu pendant quatre mois avec un homme qui avait des chancres. Dernier rapport il y a environ un mois; depuis cette époque, elle a éprouvé des démangeaisons très-vives à la vulve et de l'écoulement vaginal; elle a fait des pansements avec de l'alun et du vin aromatique. Elle n'a suivi aucun traitement interne.

A l'examen nous constatons un chancre induré au niveau de la petite lèvre gauche; adénopathie bi-inguinale; plaques muqueuses à l'anus. — Vaginite, petites surfaces érosives suspectes au col. — Syphilide papulo-squameuse discrète sur la poitrine, le dos et les lombes.

La malade se plaint de maux d'estomac et de vives douleurs sur le rebord des fausses côtes, douleurs qui l'empêchent de respirer. Sternalgie inférieure très-accusée, qui remonterait à un mois, au dire de la malade. La région épigastrique est le siége d'une véritable hyperesthésie; quelques renvois de gaz; pas de vomissement. Pyrosis après le repas. — Douleurs dans l'épaule gauche.

Traitement. Une pilule de proto-iodure de mercure; sirop d'iodure de fer, 2 cuillerées; vin de quinquina.

17 février. — Plaques muqueuses sur les amygdales.—Syphilide papuleuse anale. Depuis quelques jours, la malade est enrouée; aujourd'hui elle est tout à fait aphone. La syphilide papulo-squameuse s'est généralisée. Psoriasis palmaire; croûtes dans les cheveux; alopécie. Les douleurs se sont légèrement amendées, l'appétit est bon. Les pieds sont glacés, cholériques. On augmente graduellement

la dose du proto-iodure. La malade prend jusqu'à trois pilules par jour. Quelques jours plus tard, on cesse le traitement mercuriel, par suite d'accidents survenus dans la bouche. On prescrit. alors un gargarisme au chlorate de potasse.

1er avril. Analgésie complète et profonde aux deux mains et aux doigts. On enfonce profondément une épingle dans la peau des mains, sans que la malade accuse aucune douleur. La brûlure d'une allumette enflammée n'est ressentie qu'au bout d'un certain temps. La malade n'a jamais eu d'attaques de nerfs, mais elle pleure très-facilement. On reprend le traitement, 2 pilules de proto-iodure de mercure, 2 *cuillerées de sirop d'iodure de fer.*

3 avril. Il y a analgésie de la main et de l'avant-bras à droite et de tout le membre supérieur à gauche. La sensibilité au tact est presque nulle aux doigts de la main droite, médiocre à l'avant-bras, normale au bras; elle est nulle à tout le membre supérieur gauche.

Depuis un mois et demi, la malade a éprouvé de la fièvre avec frisson, chaleur et sueur, une soif vive, de l'inappétence, de l'insomnie et de la céphalalgie; elle a toujours les pieds humides et glacés.

8 juin. La malade a recouvré la voix; elle sent bien partout, sauf au membre supérieur droit.

La syphilide ne laisse plus que des macules sur le corps.

La malade sort en bon état le 11 juillet.

Réflexions. — Dans cette observation, les troubles de la sensibilité ont été bornés aux membres supérieurs seulement; ils consistaient en phénomènes analgésiques d'abord, puis, quelque temps après, l'anesthésie s'est manifestée au niveau des points analgésiques. Ces troubles de la sensibilité, limités d'abord aux mains et aux doigts, ont gagné, de proche en proche, les avant-bras, les bras et les épaules. Ces phénomènes, ainsi que les autres troubles du système nerveux, ont rapidement disparu sous l'influence du traitement mercuriel.

Obs. XI. — Syphilis. — Syphilides ulcéreuses circinées. — Céphalée. — Abattement. — Palpitations de cœur. — Douleurs costales à gauche. — Douleurs en ceinture à la base du thorax. — Troubles de la sensibilité (analgésie). — Amélioration.

La nommée Augustine P..., domestique, âgée de 21 ans, est entrée le 30 octobre 1869, à l'hôpital de Lourcine, dans le service de M. le Dr A. Fournier, salle Saint-Jean, lit n° 5.

Cette femme, d'une constitution moyenne, serait malade depuis trois mois, dit-elle.

Aujourd'hui la vulve est couverte de syphilides ulcéreuses circinées. La malade accuse de la xyphalgie et des douleurs costales à gauche.

Il existe de *l'analgésie* à la face dorsale des mains et des doigts. La sensibilité à la douleur est tout à fait normale au niveau des avant-bras, des bras et des épaules; elle est émoussée sur les seins, ainsi que sur le cou, et complétement abolie à la face. Le cuir chevelu, l'abdomen, le dos et les membres inférieurs ont conservé leur sensibilité normale. Croûtes dans les cheveux. Céphalée. Abattement.

Traitement.—Une pilule de proto-iodure de mercure; 6 pilules d'iodure de fer; sirop d'iodure de potassium, deux cuillerées.

16 novembre. La syphilide vulvaire est absolument disparue; fatigue des yeux. Vers le 27, douleurs en ceinture à la base du thorax. Fièvre nocturne entremêlée de sueurs et de frissons. Langue nette. Facies coloré. Insomnie. Palpitations. Premier bruit du cœur légèrement soufflant; souffle vasculaire intermittent.

Traitement. — Proto-iodure de mercure, deux pilules.

La sensibilité à cette époque est absolument normale aux mains. Elle est revenue partout, sauf à certaines places isolées, sur le sein droit.

Le 28. La malade éprouve toujours des battements de cœur, de la fièvre nocturne; en outre, envies de vomir et coliques sans diarrhée.

Elle sort en bon état le 14 décembre 1869.

Réflexions. — Cette observation me semble offrir quelque intérêt : 1° par la coïncidence des troubles de la sensibilité avec des accidents nerveux multiples; 2° par l'irrégularité de distribution de l'analgésie; en effet, au lieu d'occuper une surface continue de la peau, elle se manifeste sur des points isolés les uns des autres.

Relativement *au siége*, l'analgésie présente également plusieurs variétés. Tantôt elle n'est que partielle, n'occupant qu'une étendue plus ou moins circonscrite de la surface cutanée ; dans ce cas elle a un siége de prédilection : les extrémités des membres, c'est-à-dire les mains, la moitié inférieure des avant-bras, les pieds, les chevilles, etc.

Un fait digne de remarque, c'est que parfois cette analgésie partielle est encore plus circonscrite comme étendue, et localisée dans une région spéciale. Cette région c'est le dos de le main, la face dorsale du métacarpe (A. Fournier) ; parfois l'insensibilité s'étend à la face dorsale des doigts.

L'observation suivante offre un exemple très-remarquable de cette variété d'*analgésie circonscrite à la face dorsale de la main et des doigts.*

Obs. XII. — Syphilis. — Papules secondaires à la vulve et aux parties périvulvaires. — Plaques parcheminées à l'anus. — Adénopathie bi-inguinale. — Roséole papuleuse discrète. — Syphilide faciale de divers aspects. — Syphilide circinée et rubéolo-pityriasique sur le tronc et les membres. — Accidents nerveux multiples et divers. — Troubles de la sensibilité (analgésie et anesthésie localisées).—Pas d'anémie. — Guérison.

A..., âgée de 21 ans, domestique, est entrée le 23 janvier 1868, à Lourcine, dans le service de M. le Dr Fournier, salle Saint-Clément, lit n° 11.

D'une bonne constitution, elle n'a jamais eu de maladies vénériennes avant sa syphilis actuelle. Elle a été soignée il y a quatre mois, à Lourcine, dans le service de M. Després, pour de accidents syphilitiques secondaires (plaques muqueuses), et en est sortie guérie deux mois après. Elle dit n'avoir pas eu de rapport sexuel depuis lors. Elle est habituellement mal réglée et n'a pas eu d'enfants.

Etat actuel. — Elle présente des papules secondaires au clitoris, à la petite lèvre gauche, et au pli génito-crural droit; à l'anus, plaques parcheminées de l'étendue d'une pièce de deux francs. — Adénopathie bi-inguinale. — Col rouge sans ulcération. — Écoulement leucorrhéique abondant.

Traitement.— Une *pilule* de proto-iodure de mercure. Le 26 janvier, apparaît à la face une série de syphilides de divers aspects : syphilide papulo-squameuse de la paupière. — Syphilide granuleuse de l'aile du nez. — Syphilide croûteuse du sillon mentonnier. —Aucun exanthème sur le tronc. — Pas de croûtes dans les cheveux.

Dès son entrée, la malade a éprouvé successivement pendant trois ou quatre mois de suite des accidents nerveux multiples, dont les plus saillants sont les suivants : céphalalgie intense, siégeant à la région frontale; insomnie; étourdissements; troubles de la vue; bourdonnements d'oreille; douleurs à l'épigastre, surtout au niveau de l'appendice xiphoïde; crampes d'estomac; nausées et vomissements; fièvre toutes les nuits, quelquefois même le jour avec frissons, chaleur et sueurs abondantes; inappétence; soif vive; langue toujours nette.

Douleurs musculaires avec courbature dans les membres. Douleurs articulaires, notamment aux genoux et aux poignets, s'exaspérant la nuit. Pieds très-froids et glacés.— *Hyperhidrose* palmaire très-notable. Sensation de faiblesse et d'abattement extrême, forçant la malade d'être toujours couchée. Tremblements dans les jambes.

Ces symptômes sont accompagnés de sensation de gêne dans la respiration, sans troubles bien appréciables à l'auscultation. Palpitations fréquentes. Ces phénomènes ont persisté pendant les trois ou quatre premiers mois du séjour de la malade dans le service, puis ils se sont amendés les uns après les autres, de sorte que, vers le 10 juillet, époque à laquelle la malade a quitté le lit pour devenir infirmière dans la salle, il n'existait plus que des nausées avec vomissements, des maux de tête et des douleurs dans les membres.

Le 29. Réparation assez avancée des lésions vulvaires et anales.

Du 30 au 7 avril. Plaques opalines confluentes envahissant l'isthme du gosier. La syphilide faciale tend à s'effacer complétement. Roséole vive sur le tronc. Syphilide rubéolo-pityriasique sur les bras. Persistance de tous les accidents nerveux déjà mentionnés.

Vers le 10 avril. Nous constatons des troubles de la sensibilité à la main gauche exclusivement, la sensibilité étant conservée partout ailleurs. En effet, en explorant la face dorsale de cette main à l'aide d'une épingle, la malade n'accuse pas de douleur à ce niveau. La sensibilité est conservée à la face dorsale des doigts, sauf au pouce; la face palmaire de la main gauche est devenue insensible à la piqûre de l'épingle, mais moins complétement qu'à la face dorsale de la main. On constate en même temps de l'anesthésie partout où il y a analgésie, car la malade confond les doigts, et ne sent plus le contact des objets au niveau du dos de la main. Les douleurs, ainsi que la fièvre, persistent toujours. Gingivite et stomatite ulcéreuses. On supprime le traitement mercuriel et on prescrit un gargarisme au chlorate de potasse (vin de quinquina).

21 mai. L'analgésie disparaît au niveau de la face dorsale des doigts de la main gauche, mais elle persiste au niveau du dos de la main dans l'étendue d'une pièce de 5 fr. La roséole se généralise sur tout le corps.

Traitement. — Sirop de Gibert 2 cuillerées; gargarisme au chlorate de potasse.

17 juin. La roséole, ainsi que les autres syphilides, ont complétement disparu, mais l'analgésie existe toujours au dos de la main gauche.

10 juillet. Amélioration dans l'état général de la malade; mais l'analgésie persiste.

A partir de cette époque, la malade est devenue infirmière dans la salle, et l'on a pu suivre la marche de l'analgésie chez elle. Deux mois plus tard, l'analgésie a complétement disparu à la face dorsale de la main, mais la malade éprouve encore de temps à autre des maux de tête, des nausées et des vomissements; de plus, elle se sent fatiguée au moindre travail un peu pénible.

Réflexions. — Cette observation est intéressante à

plus d'un point de vue : d'abord, par la multiplicité des accidents nerveux, puis par la persistance de tous ces accidents qui ont résisté au traitement spécifique; enfin, par la localisation des troubles de la sensibilité sur une petite surface de la peau.

Une autre particularité très-importante encore à noter relativement à la localisation singulière de l'analgésie syphilitique, à la face dorsale de la main et des doigts, c'est que toujours cette région est le point de départ de l'analgésie : « aussi est-ce en ce point que l'on doit chercher l'analgésie de prime abord; car d'une part, on l'y retrouve toujours, alors qu'elle existe ailleurs, et, d'autre part, elle existe très-souvent dans cette seule partie de la peau, alors qu'elle fait défaut sur toute autre. » (Fournier).

Une autre remarque de même ordre doit être signalée ici; lorsque les troubles de la sensibilité sont plus étendus comme surface, ou lorsqu'ils sont généraux, ils atteignent le plus souvent une intensité maxima en ce même point, la face dorsale du métacarpe. Il n'est pas rare aussi que l'analgésie soit absolue et complète sur le dos des mains, tandis qu'elle est superficielle et tout à fait légère sur toute la surface des téguments. Puis encore, lorsqu'une analgésie plus ou moins étendue ou générale, vient à s'atténuer, puis à disparaître, c'est à la face dorsale du métacarpe qu'elle survit en dernier lieu; quelquefois même elle existe encore à ce niveau, alors qu'elle a disparu en tout autre point (Fournier).

Il y a donc, dans cette localisation dorso-métacarpienne de l'analgésie, quelque chose de spécial, tenant au génie même de la maladie, et bien digne de fixer l'attention. Les observations suivantes en sont des exemples remarquables.

Obs. XIII. — Syphilis. — Syphilide ulcéreuse à la vulve. — Pléiade bi-inguinale. — Roséole érythémateuse. — Palpitations. — Céphalée. — Epigastralgie. — Fièvre. — Douleurs en ceinture. — Pas d'anémie. — Troubles de la sensibilité (analgésie irrégulière). — Amélioration.

D..., âgée de 18 ans, entre à Lourcine le 12 octobre 1869, dans le service de M. Fournier, salle Saint-Clement, lit n° 31.

D'une constitution moyenne, elle a toujours joui d'une bonne santé; bien réglée depuis l'âge de 13 ans, elle n'a eu que deux suppressions de menstrues, l'une de six mois et l'autre de trois mois, il y a deux ans.

Malade depuis quatre mois, elle n'a suivi aucun traitement spécifique.

A l'examen, on constate à la vulve une syphilide ulcéreuse. Pléiade bi-inguinale; érythème papuleux à la face interne des cuisses. — Leucorrhée depuis trois semaines; col rouge, vagin rouge, recouvert sur ses parois d'un muco-pus jaunâtre.

Depuis deux mois elle est privée de tout sommeil pendant une grande partie de la nuit. Elle se plaint de douleurs dans les oreilles, dans la gorge (on n'y constate aucune lésion), et dans les jambes. Céphalée ; refroidissement des mains ; appétit augmenté depuis environ un mois ; boulimie.

On constate des troubles de la sensibilité. Il y a analgésie de la face dorsale des pieds, des jambes. Insensibilité absolue à la face dorsale des doigts, des mains, des avant-bras, du bras (ici le phénomène est plus marqué à la face postérieure qu'à la face antérieure), analgésie des seins.

Elle affirme n'avoir jamais eu d'attaques de nerfs.

Premier bruit du cœur un peu prolongé.

Traitement. — 1 pilule de proto-iodure de mercure ; 6 pilules d'iodure de fer : 3 bains par semaine et pansements avec la liqueur de Labarraque.

17 novembre. L'analgésie a diminué notablement ; elle n'existe plus qu'à la face dorsale des mains, à la face antérieure des jambes et dorsale des pieds. Les ulcérations de la vulve sont complétement cicatrisées. La céphalée est moins intense, mais la malade éprouve de l'épigastralgie, des douleurs au côté gauche de la base du thorax, des maux de cœur, de la faiblesse. Les douleurs persistent malgré les injections hypodermiques au chlorhydrate de morphine. La malade a de temps à autre des accès fébriles ; inappétence ; vomissements ; battements de cœur depuis quelques jours. Mains et pieds froids. Pâleur.

Le 29. Les douleurs sont sensiblement diminuées. Apparition d'une roséole sur le thorax.

Quelques jours après la malade est renvoyée de l'hôpital pour insubordination.

Réflexions. — Cette observation est remarquable par la distribution irrégulière de l'analgésie qui, au bout de quelques jours de traitement spécifique a disparu sur toute la surface cutanée, excepté à la face dorsale des mains et des pieds ; c'est là, du reste, la marche habituelle de l'analgésie syphilitique.

Obs. XIV. — Syphilis. — Syphilide érosive et ulcérations secondaires à la vulve. — Adénopathie bi-inguinale. — Plaques opalines au nez. — Adénopathie cervicale gauche. — Sensation de boule hystérique. — Troubles de la sensibilité (analgésie). — Guérison.

S..., âgée de 22 ans, domestique, est entrée à Lourcine le 2 mars 1869, dans le service de M. le Dr Fournier, salle Saint-Jean, lit n° 9.

Elle est d'une constitution moyenne, et régulièrement réglée.

Il y a deux mois, au dire de la malade, qu'elle est affectée d'un écoulement vaginal ; en même temps il s'est développé des ulcérations à la vulve. La malade a pris pendant deux mois des pilules de proto-iodure de mercure que lui avait ordonnées son médecin.

A l'examen on constate à la vulve une syphilide érosive plate ; quelques papules secondaires à la marge de l'anus ; vagin et col sains ; adénopathie bi-inguinale. Aucune éruption sur le corps ; maux de gorge, sans aucune lésion appréciable. Adénodathie cervicale gauche.

Traitement. — Pansement avec la liqueur de Labarraque et l'oxyde de zinc, 1 pilule de proto-iodure de mercure.

21 avril. Plaques opalines de la pituitaire. Depuis quelque temps la malade perd ses cheveux ; elle éprouve des douleurs d'estomac. Les accidents vulvaires sont guéris.

14 mai. On constate l'existence des troubles de la sensibilité.

Analgésie complète de la face dorsale de la main droite et de l'avant-bras. La sensibilité est obtuse à la main et à l'avant-bras gauche ; la malade dit sentir quelquefois une boule qui lui monte à la gorge et qui l'étouffe.

Le 24. La malade sort, ayant recouvré la sensibilité.

Nous la perdons de vue pendant quatre mois. Au bout de ce temps, elle revient, se plaignant d'avoir des boutons aux parties génitales externes.

A l'examen nous constatons des papules secondaires (syphilide vulvo-anale). Elle n'a pas de maux de tête, dort bien et mange bien. Douleurs à l'estomac. Maux de gorge depuis une quinzaine de jours, dit-elle ; cependant rien d'appréciable dans ces parties.

La sensibilité à la douleur paraît avoir diminué à la face dorsale des mains ; traitement indiqué ci-dessus.

Elle sort complétement guérie le 14 octobre 1869.

Réflexions. — Dans cette observation on remarque,

outre l'analgésie localisée à la face dorsale des mains et des avant-bras, outre la sensation de boule venant étouffer la malade au niveau du pharynx, l'existence de maux de gorge qui ont été accusés par la malade dès son entrée et qui ont persisté durant son séjour, sans qu'on ait constaté à l'examen rien d'appréciable au niveau des parties qui étaient le siége de ces douleurs: on ne peut donc les expliquer que par l'hyperesthésie de la muqueuse de l'isthme du gosier et du pharynx.

D'autres fois l'analgésie est tout à fait *générale*, c'est-à-dire qu'elle envahit toute la surface cutanée depuis la tête jusqu'aux pieds. Dans cette forme, la perte de sensibilité douloureuse est le plus souvent absolue et profonde, et dans ces circonstances il arrive souvent qu'on la constate sur les membranes muqueuses qui avoisinent les orifices naturels (membranes pituitaire, conjonctive, buccale, linguale, palatine, muqueuse de l'isthme du gosier, etc.).

L'observation suivante en offre un exemple remarquable.

OBS. XV. — Syphilis. — Syphilides papulo-érythémateuses à la vulve. — Impétigo du cuir chevelu. — Syphilide papulo-lenticulaire confluente de la nuque. — Douleurs épigastralgiques. — Douleurs non localisables des bras et des jambes. — Pas d'anémie. — Troubles de la sensibilité (analgésie complète).

E..., capsulière, âgée de 29 ans, entre, le 26 novembre 1868, dans le service de M. Fournier, à Lourcine, salle Saint-Clément, lit n° 4.

Elle dit avoir été toujours bien portante, bien réglée, et n'avoir jamais eu de maladies vénériennes antérieures, ni d'attaques de nerfs.

A l'examen, elle présente à la vulve de nombreuses petites papules érythémateuses, les unes sèches, les autres érosives. Au centre du col, érosion superficielle; leucorrhée abondante.

On constate en outre, sur la cuisse droite, une large ulcération chancreuse, à base fortement indurée. Adénopathie bien accentuée à droite.

Vers le 30, à la suite de pansement avec la liqueur de Labarraque et l'oxyde de zinc, les lésions sont sèches et cicatrisées.

4 décembre. Syphilide papuleuse discrète au tronc. Impétigo du cuir chevelu. Syphilide papulo-lenticulaire confluente à la nuque.

La malade se plaint de douleurs épigastralgiques, de douleurs erratiques dans les jambes et les bras.

Après avoir subi, pendant quelques jours, un traitement spécifique (1 pilule de proto-iodure de mercure avec deux cuillerées de sirop d'iodure de fer); elle sort en bon état.

Elle rentre vers le 29 septembre 1869, atteinte de nouveaux accidents.

Elle présente à la vulve de nombreuses ulcérations ayant l'apparence de chancres simples. Pléiades ganglionnaires bien accusées. Aucune éruptionla peau. — àPansement avec solution de nitrate d'argent au trentième.

Vers le 29 novembre, cicatrisation complète des ulcérations.

Du 21 novembre au 20 décembre, la malade se plaint de fièvre nocturne, avec frissons et chaleur de douleurs dans les jambes.

Vers le 20 décembre, on constate de grands *troubles dans la sensibilité* (*analgésie*).

Membre supérieur gauche : analgésie complète de la face dorsale de la main, de l'avant-bras et du bras jusqu'à la partie moyenne. La face dorsale des phalangettes a presque sa sensibilité normale; la face palmaire de la main a conservé sa sensibilité, ainsi que la face interne de l'avant-bras et du bras.

L'épaule est insensible, sauf à la partie postérieure.

Membre supérieur droit : même distribution de l'analgésie à la main. Pour l'avant-bras et le bras, insensibilité complète sur toutes les faces. Sensibilité normale de l'épaule, sauf à la partie postérieure.

A la face : analgésie complète, sauf à l'extrémité du nez, et à la partie médiane de la lèvre supérieure; au cuir chevelu, aux oreilles et au cou.

Dans le dos : analgésie complète, sauf dans deux petites zones, l'une à la partie inférieure de la région dorsale, l'autre à la partie inférieure de la région lombaire.

Analgésie complète de tout le thorax, des seins, et de tout l'abdomen.

Aux membres inférieurs, l'analgésie est complète et généralisée, sauf à la plante des pieds.

Les muqueuses linguale, nasale, labiale, gingivale et palatine, sont insensibles à la piqûre de l'épingle. L'introduction d'une plume dans les narines semble ne produire aucune sensation désagréable. La conjonctive est également privée de sensibilité. La titillation de la luette, l'excitation de la base de la langue, du voile du palais et des amygdales, ne détermine aucun effort de vomissement.

Le 28 janvier 1870. L'analgésie est absolue, et complétement généralisée sur toute la surface du corps.

La malade accuse toujours des douleurs gastralgiques, de la céphalée, de l'insomnie et de la boulimie. Algidité des mains et des pieds.

7 février. Syphilide érosive vulvaire; l'analgésie persiste avec la même intensité.

Traitement. — 2 pilules de proto-iodure de mercure; sirop d'iodure de potassium, deux cuillerées.

Vers la fin du mois de mars, la syphilide vulvaire disparaît complétement, mais l'analgésie persiste encore. A cette époque la malade sort de l'hôpital.

Réflexions. Cette observation est intéressante : 1° au point de vue de la généralisation de l'analgésie, non-seulement sur la peau, mais encore sur toutes les muqueuses voisines des orifices naturels; 2° sous le rapport de l'intensité de cette analgésie qui était absolue et profonde; 3° et surtout au point de vue de sa durée si longue et de sa grande résistance au traitement spécifique; car on remarque

que, lorsque la malade a quitté l'hôpital, l'analgésie persistait aussi absolue et aussi généralisée que lors de son début. Un autre phénomène morbide, qui n'est pas moins intéressant, c'est le refroidissement continuel des mains et des pieds, qui s'observe fréquemment chez la plupart des analgésiques, surtout dans la forme complète et généralisée ; cette coïncidence des phénomènes de réfrigération des extrémités avec une analgésie profonde à ce niveau, est tellement fréquente chez les syphilitiques, qu'on doit toujours songer à explorer la sensibilité là où ce refroidissement existe. C'est là du moins une association de phénomènes qui m'a paru ressortir nettement des faits que j'ai eu l'occasion d'observer.

En tant que distribution à la surface des téguments, l'analgésie, ou d'une façon plus générale, *les troubles de la sensibilité sont le plus habituellement symétriques;* c'est-à-dire qu'on observe sur un côté du corps ce que l'on constate sur l'autre.

Cette règle toutefois n'est pas sans exception : ainsi l'insensibilité peut affecter une forme hémiplégique, c'est-à-dire, n'occuper qu'une des moitiés latérales du corps ; mais le plus souvent, dans ce cas, l'analgésie ou les troubles de la sensibilité ne sont que des symptômes dépendant d'une névrose, hystérie ou autre, qui aurait été provoquée ou surexcitée par l'influence de l'infection générale.

En un mot l'analgésie peut affecter des formes bizarres, irrégulières et même inexplicables pour la plupart du temps ; ainsi, chez telle malade, l'analgésie occupe la face, les seins, mais fait défaut au cou et au cuir chevelu ; telle autre présente de l'analgésie aux jambes, à l'abdomen, mais les cuisses et les pieds sont parfaitement sensibles. Telle autre enfin offre de l'analgésie aux phalanges et aux phalangettes, mais ne présente rien d'anormal aux phalangines. Les observations suivantes sont très-remarquables, en ce sens qu'elles offrent des exemples très-nets de ces diverses localisations de la perte de sensibilité.

Voici tout d'abord un fait où les troubles morbides ont présenté la forme hémiplégique.

OBS. XVI.—Syphilis.— Syphilide, papulo-érosive vulvaire et anale.— Syphilide squameuse circinée de la paupière. — Plaques muqueuses des amygdales.— Psoriasis palmaire et plantaire. — Adénopathie inguinale et cervicale. — Périostite sternale et costale. — Crises d'attaques hystériformes. — Troubles de la sensibilité (analgésie et anesthésie hémiplégiques). — Guérison.

S..., âgée de 18 ans, couturière, est entrée à Lourcine le 1er juin 1869, dans le service de M. le Dr Fournier, salle Saint-Clément, lit n° 1.

Malade depuis deux mois, elle n'a suivi aucun traitement interne. Elle n'a eu autrefois qu'une fièvre typhoïde, mais jamais de maladies vénériennes antérieures. Pas de renseignement sur l'accident primitif.

Etat actuel.—Syphilides papulo-érosives à la vulve et au pourtour de l'anus ; syphilide squameuse circinée à la paupière supérieure. Adénopathie spécifique. Périostite sternale. Plaques opalines des amygdales. Adénopathie cervicale.

Traitement. — Pansement avec la liqueur de Labarraque et l'oxyde de zinc. 6 pilules de Vallet. Une pilule de proto-iodure de mercure.

Quelques jours après son entrée, 5 juin, la malade a été prise de spasmes très-singuliers, limités au membre supérieur droit, qui tout à coup est soulevé brusquement, quelquefois même jusqu'à la hauteur de la tête. Ces spasmes ne durent qu'un instant. Nous remarquons que, dans une de ces crises, la contraction s'exerce aussi sur le membre inférieur droit qui est alors très-rigide. De plus, tout le corps est porté du côté gauche, et il s'exerce un mouvement de rotation sur l'axe du corps. Dans une crise un peu plus violente déterminée par l'exploration (phénomène réflexe), la torsion sur l'axe est plus accusée; la malade se roule dans son lit, le poignet est très-infléchi, le pouce non fléchi. Il existe du tremblement dans la mâchoire inférieure.

Nous constatons aussi *l'insensibilité complète du membre supérieur droit*, l'analgésie et l'anesthésie de toute la moitié droite du corps. La malade affirme n'avoir jamais eu d'attaques de nerfs; elle aurait eu depuis quelques mois deux ou trois pertes de connaissance se prolongeant pendant environ une heure.

6 juin. Les spasmes ont disparu, mais la malade ne peut plus se servir du bras pour saisir un objet, ni de la jambe pour marcher. Insomnie. Vives douleurs dans le genou droit et dans le ventre. Sentiment de constriction à la gorge.

Les jours suivants les spasmes reparaissent.

Oppression. Troubles de la vision dans l'œil droit. Les mains et les pieds sont glacés. Quelques taches rubéoliques apparaissent sur le corps. Céphalée très-vive, surtout la nuit.

Même traitement, et en plus julep avec sirop d'éther 4 grammes. Lavement d'asa fœtida, 8 grammes.

Le 25. Amélioration de la périostite sternale. Psoriasis des cuisses et des mains. La malade se lève et peut marcher. L'analgésie du côté droit persiste; les crises sont moins fréquentes. Céphalée moins vive. La malade a beaucoup plus d'appétit que d'habitude. Une périostite costale se déclare.

6 septembre. Hyperesthésie siégeant au côté externe de la jambe droite et s'arrêtant juste au-dessus du genou; sur la face interne pas d'hyperesthésie; mais à la pression on détermine de la douleur dans toute l'étendue de la face interne du tibia. Vomissements; nausées.

Le 9. A la visite du soir survient une attaque tout à fait semblable à la première, et qui dure environ deux minutes.

Elle commence par une douleur convulsive au niveau du creux épigastrique; cette douleur vive et subite fait tressaillir brusquement la malade sur son lit; puis il se produit un sentiment de strangulation à la gorge, et l'attaque commence. La malade se raidit dans son lit, se tourne sur le côté gauche, les deux mains sont contractées. Elle perd connaissance. La respiration se fait avec bruit et comme s'il y avait une constriction de la glotte. Vers la fin de l'attaque se manifeste une contraction spasmodique de la glotte qui dure quelques secondes; la respiration alors suspendue, s'est rétablie promptement.

Durant toute l'attaque, la malade a conservé son teint normal. On ne remarque à aucun moment la pâleur notée au début de l'accès d'épilepsie. Quand l'attaque a cessé, les yeux n'étaient point hagards; l'intelligence était tout aussi nette qu'à tout autre moment.

Le 11. Nous remarquons pour la première fois une insensibilité complète au simple toucher au niveau du pied droit jusqu'au-dessus des deux malléoles; cette insensibilité, au dire de la malade, daterait de 15 jours.

Vers le 12 septembre, la sensibilité est presque complétement revenue dans le pied droit; toutefois la face interne de la jambe droite est insensible encore au même degré. Au simple contact la malade ne sent rien; en enfonçant rapidement et profondément une épingle dans la jambe, elle ne sent rien. En traversant la peau avec la même épingle dans le sens parallèle à la jambe, il y a douleur; enfin, en pinçant la peau, on détermine encore de la douleur.

Le 30. Elle a eu cette nuit une attaque avec tous les caractères ci-dessus mentionnés; de plus, elle s'est mordu la langue. L'hyperesthésie de la face et de la jambe est moins prononcée.

13 octobre. La sensibilité est normale sur toute la jambe et le pied, à la face externe comme à la face interne. Psoriasis palmaire et plantaire très-mar-

qué. Maux de tête continuels. Vomissements fréquents. Genou droit tuméfié et douloureux.

Traitement. — Deux pilules de proto-iodure de mercure. Vin de quinquina; 4 cuillerées de sirop d'iodure de potassium. Bains sulfureux. Vésicatoire (au genou).

Le 21. Les attaques persistent. Analgésie et anesthésie générales et complètes. La périostite est presque effacée.

Traitement. — Frictions avec 5 grammes d'onguent napolitain et sirop d'iodure de potassium.

15 novembre. Amélioration dans l'état général. Disparition de toutes les lésions cutanées. La sensibilité est revenue presque partout, sauf sur quelques points du côté droit du corps où l'analgésie et l'anesthésie persistent encore. A cette époque la malade sort en très-bon état.

Réflexions. — Cette observation est remarquable par la série de nombreuses attaques d'hystérie qui se sont produites sous l'influence de la diathèse syphilitique; car, pour peu qu'on réfléchisse à la manière dont les crises hystériformes se sont manifestées, on voit que c'est pendant l'affection syphilitique, qu'elles ont apparu pour la première fois. De plus, la marche des troubles de la sensibilité (analgésie et anesthésie) diffère beaucoup de celle que l'on observe dans le cours d'une névrose quelconque.

Obs. XVII. — Syphilis. — Erosions vulvaires à base indurée. — Adénopathie bi-inguinale. — Croûtes acnéiformes dans les cheveux. — Roséole. — Périostose pariétale gauche. — Syphilide pigmentaire du cou. — Anémie légère. — Troubles nerveux multiples. — Troubles de la sensibilité (analgésie presque générale). — Amélioration dan l'état générale.

La nommée Appoline G..., âgée de 18 ans, domestique, entre à Lourcine le 12 janvier 1869, dans le service de M. le Dr Fournier, salle Saint-Clément, lit n° 28.

Bien réglée, elle est d'une constitution robuste et n'a jamais eu de maladie vénérienne antérieure. Elle a été soignée il y a six semaines à l'Hôtel-Dieu dans le service de M. Tardieu, pour des points de côté. Elle dit avoir éprouvé il y a une quinzaine de jours des démangeaisons à la vulve, elle n'a pas fait de traitement spécial.

A l'examen, on constate des érosions multiples à fond rosé sur toute la vulve et l'anus; les unes sont plates et sans induration à leur base; les autres offrent une base nettement parcheminée. Adénopathie bi-inguinale bien accentuée. Rien d'anormal à la surface du corps.

Traitement. — Pansement avec une solution de nitrate d'argent au trentième; deux bains; une pilule de proto-iodure de mercure.

6 février. Cicatrisation complète des érosions vulvaires; commencement d'une éruption de taches rosées sur le tronc. La malade éprouve depuis quelques jours de la fièvre, surtout la nuit, avec chaleur et sueurs abondantes; soif vive. Céphalalgie

intense. Insomnie. Courbature générale. Sensation générale de froid; appétit conservé (5 portions). Langue nette.

Le 13. L'éruption se généralise sur le thorax et l'abdomen, et devient une roséole syphilitique bien évidente. Épistaxis abondante. La malade se plaint continuellement de céphalée, de fièvre, de douleurs dans les membres, les genoux, les poignets, les coudes et dans le ventre, elle se plaint également de nausés, d'envies de vomir, de soif intense ; elle urine beaucoup (trois litres et demi par jour). Petite saillie au niveau du pariétal gauche (périostose). Croûtes acnéiformes des cheveux. Tous ces accidents nerveux persistent avec la même intensité durant une vingtaine de jours, puis ils s'amendent graduellement jusqu'au cinq mars.

A cette époque, la malade se trouvant mieux quitte le lit pour devenir infirmière à l'hôpital même.

Elle rentre dans le service vers le 25 mai. Depuis sa sortie elle n'a suivi aucun traitement.

Elle présente une syphilide papuleuse ano-vulvaire, une faible adénopathie. Il existe de l'analgésie générale, mais pas tout à fait absolue : on l'observe aux mains (où elle est moins accusée à la face palmaire); aux avant-bras, aux bras, à la face, sur les reins, etc. Sensibilité au tact conservée, ainsi que la sensibilité à la température.

Rien d'anormal au cœur. Léger murmure vasculaire avec bruit de mouche dans les vaisseaux du cou. Les joues sont rosées, l'appétit est bon.

Traitement. — 2 pilules de proto-iodure; vin de quinquina.

7 juin. Nausées fréquentes. Soif vive. Douleurs abdominales; selles régulières. Affaiblissement général. Syphilide pigmentaire du cou. Alopécie très-forte. Même traitement.

25 juillet. La malade sort. La vulve est guérie; mais la syphilide pigmentaire subsiste.

Réflexions. — Dans cette observation, les accidents nerveux ont été très-nombreux et très-variés. La sensibilité n'a été altérée que dans ses perceptions douloureuses; la sensibilité au tact et à la température a été conservée. Ces divers accidents nerveux ont offert une longue durée et ont résisté au traitement mercuriel.

Obs. XVIII. — Ulcérations secondaires de la vulve. — Hypertrophie des plis radiés de l'anus. — Adénopathie bi-inguinale. — Roséole syphilitique généralisée. — Analgésie presque générale. — Pas d'anémie. — Guérison.

C..., âgée de 18 ans, couturière, est entrée à Lourcine le 30 novembre 1869, dans le service de M. Fournier, salle Saint-Jean, n° 4.

Elle est d'une constitution faible, mais elle n'a jamais eu de maladies vénériennes antérieures et jouit habituellement d'une excellente santé. Elle a eu un enfant il y a deux ans, elle a toujours été bien réglée. Malade et enceinte depuis sept mois.

La vulve est le siége de nombreuses ulcérations; il existe une hypertrophie des plis radiés de l'anus. — Adénopathie bi-inguinale. — Vagin et col sains. — Erosions buccales. — Roséole généralisée. — On prescrit une pilule de proto-iodure de mercure. — Sirop d'iodure de potassium deux cuillerées.

La malade éprouve des douleurs abdominales, des battements de cœur fréquents, de l'insomnie. Appétit normal. Elle est pâle et maigre.

Elle présente des *troubles de la sensibilité.*

Analgésie des deux membres supérieurs, plus complète à droite qu'à gauche ; de la face palmaire et dorsale des mains, des avant-bras et des bras ; des joues, des seins, du membre inférieur gauche où la distribution des phénomènes analgésiques est assez bizarre.

La malade sent sur le dos du pied et ne sent pas à la jambe ; elle sent à la partie inférieure de la cuisse et peu à la partie supérieure. La plante du pied a conservé sa sensibilité. L'analgésie va en diminuant, à mesure qu'on remonte vers la racine des membres.

Le 17 décembre. L'hypertrophie des plis radiés de l'anus a disparu, les ulcérations de la vulve sont cicatrisées. La malade souffre de l'oreille gauche et n'entend rien de ce côté. Les érosions buccales ont disparu. La *sensibilité est rétablie partout.* On continue le traitement, et, quelques jours après, la malade sort en bon état.

Réflexions. — Cette observation est intéressante par l'absence de toute espèce de névrose (hystérie, chloro-anémie, etc.). Elle présente de plus comme phénomènes à remarquer, la prompte disparition des troubles de la sensibilité, sous l'influence du traitement spécifique.

Obs. XIX. — Syphilis. — Ulcérations chancreuses à a vulve. — Pléiade bi-inguinale. — Syphilide papulo-squameuse. — Céphalée. — Fièvre syphilitique. — Pas d'anémie. — Troubles de la sensibilité (analgésie). — Guérison.

B..., domestique, âgée de 16 ans, entre à Lourcine le 6 avril 1869, dans le service de M. le Dr Fournier, salle Saint-Clément, lit n° 3.

Elle est d'une constitution lymphatique; elle a été soignée en décembre 68 à Lariboisière pour un rhumatisme articulaire aigu. Elle dit avoir eu, il y a environ deux mois, des rapports avec un individu qui avait un chancre induré sur le fourreau de la verge; elle serait malade depuis quinze jours seulement.

Etat actuel : Érosions chancreuses de la vulve. Rien d'anormal à l'anus ni au col utérin ; pas d'adénopathie inguinale : aucune éruption cutanée. La malade se plaint d'une céphalalgie très-vive et de fièvre depuis une quinzaine de jours.

La sensibilité est normale : aucun bruit morbide au cœur, ni dans les vaisseaux.

Traitement : 6 pilules de Vallet; une pilule de proto-iodure de mercure.

19 avril. Les érosions deviennent parcheminées, pléiade ganglionnaire bien accentuée. Nous traversons la peau du dos de la main gauche avec une épingle sans que la malade accuse de douleur ; elle sent la piqûre à la main droite, mais pas aux doigts. Au membre inférieur gauche sensibilité conservée

sur la face dorsale du pied; analgésie des faces externe et postérieure de la jambe et des cuisses.

Au membre inférieur droit, sensibilité normale au pied (face dorsale et plantaire). Analgésie de la jambe à la face interne et de la cuisse sur toutes ses faces. Analgésie de l'abdomen, du thorax, surtout à gauche, des seins, même au niveau des mamelons, du cou, des joues, du front et de la partie antérieure du cuir chevelu. La pituitaire est insensible; nous piquons vivement la langue à sa face dorsale sans provoquer de douleur.

La sensibilité au tact et à la température est complétement conservée.

Gorge rouge sans érosion.

Traitement. Deux cuillerées de sirop d'iodure de potassium.

Le 30 avril, les érosions chancreuses sont cicatrisées.

Depuis quelques jours la céphalée et la fièvre ont disparu. La sensibilité est presque entièrement reparue.

Le 24 mai, apparaît sur les cuisses et l'abdomen une syphilide papulo-squameuse plate et discrète. Vulve saine. La malade sort sur sa demande.

Réflexions. — Cette observation est remarquable par la distribution irrégulière de l'analgésie; elle est remarquable aussi par l'intégrité de la sensibilité au tact et à la température; de plus, l'analgésie, qui était si profonde et si généralisée, a disparu rapidement sous l'influence du traitement spécifique. On peut donc en conclure, en l'absence de tout symptôme de chloro-anémie et de névroses, que cette analgésie était le résultat de l'infection générale spécifique.

Obs. XX. — Syphilis. — Ulcérations secondaires à la vulve. — Adénopathie bi-inguinale. — Roséole confluente. — Fièvre syphilitique. — Céphalée et douleurs dans les membres. — Pas d'anémie. — Troubles de la sensibilité (analgésie). — Guérison.

G..., cuisinière, âgée de 21 ans, entre le 30 avril 1869 à Lourcine, dans le service de M. Fournier, salle Saint-Clément, lit n° 6.

D'une bonne constitution, elle n'a eu, dit-elle, aucune maladie antérieure. Elle est accouchée, il y a trois mois, à Lariboisière, d'un enfant bien portant aujourd'hui. Elle affirme n'avoir jamais eu d'attaques de nerfs.

Il est impossible d'avoir des renseignements sur l'accident primitif. Elle se dit souffrante depuis quinze jours.

État actuel. — Larges ulcérations de la vulve ne présentant aucun caractère bien tranché. On diagnostique sous toutes réserves : chancres parcheminés. — Pléiade bi-inguinale. — Leucorrhée abondante. — Col sain. — Rien d'anormal au cœur et dans le thorax, bien que la malade ait une dyspnée assez accusée. — Anxiété. — Abattement. — Peau chaude. — Bon appétit.

Analgésie de la face dorsale des mains, des avant-bras, des bras, de l'épaule, des joues. — Insensibilité complète des seins, du ventre. — Insomnie. Fièvre avec frisson de temps à autre. Xyphalgie. —

Amaigrissement. — Lassitude dans tous les membres. — Céphalée. — Croûtes dans les cheveux.

Vers le 8 mai, les ulcérations vulvaires sont cicatrisées, mais la malade présente sur les cuisses une roséole bien accentuée ; elle a le haut de la poitrine et les seins couverts de taches rosées assez confluentes.

Traitement. — Une pilule de proto-iodure de mercure ; six pilules d'iodure de fer.

L'analgésie persiste aux endroits déjà indiqués.

Les membres inférieurs ont conservé leur sensibilité jusqu'aux genoux ; les cuisses sont insensibles, ainsi que la fesse droite. Analgésie du thorax et du front.

La sensibilité au tact est conservée ; la sensibilité à la température est émoussée ; la malade ne sent la brûlure d'une allumette enflammée qu'après quelques secondes.

Du 24 au 31 mai. — La sensibilité est rétablie partout. La céphalée persiste, mais il n'y a plus de fièvre, ni de douleurs ; toujours bon appétit. Encore quelques taches de roséole. — Enfin la malade sort le 31 complétement guérie. La sensibilité est rétablie complétement.

Elle affirme, à sa sortie, n'avoir pris aucune des pilules de proto-iodure de mercure qu'on lui avait ordonnées pendant son séjour à l'hôpital.

Réflexions. — Cette observation jointe aux précédentes prouve de la façon la plus nette que les troubles de la sensibilité qu'on observe chez les sujets syphilitiques sont indépendants de l'état chloro-anémique ou des névroses auxquelles on a voulu les rattacher. Ici, en effet, il n'existait aucun signe d'anémie, pas plus que d'aucun état nerveux. Seule dans ce fait la sensibilité au tact était conservée, tandis que les deux autres modes de sensibilité ont été abolis. De plus, quoique la malade n'ait pris aucune des pilules mercurielles qui avaient été prescrites, néanmoins on remarque que la disparition de tous ces troubles nerveux a été très-rapide. On peut dire dans ce cas que l'expectation ou le traitement tonique administré ici comme préventif de l'anémie, que produit si fréquemment la syphilis chez la femme, a fait tous les frais de la guérison.

Une autre forme d'analgésie tout à fait singulière, c'est l'analgésie *sous forme d'îlots*, c'est-à-dire, l'existence de l'analgésie sur quelques points de la surface cutanée, lesquels sont entourés par d'autres qui sont tout à fait intacts. L'observation qui va suivre offre un type parfait de cette distribution singulière de l'insensibilité cutanée.

Obs. XXI. — Syphilis. — Ucérations labiales. — Plaques muqueuses des amygdales. — Céphalée. — Douleurs dans les membres. — Douleurs à l'épigastre. — Pas d'anémie, ni d'hystérie. — Troubles de la sensibilité (analgésie générale et complète). — Guérison.

J..., fleuriste, âgée de 22 ans, entrée le 28 décembre à Lourcine, est couchée au n° 8 de la salle Saint-Jean (service de M. le Dr Fournier).

Elle se dit malade depuis huit mois. Elle a été soignée pendant quelques jours à la Pitié par M. Broca pour des plaques muqueuses à la gorge et à la vulve; puis elle a quitté l'hôpital et n'a plus suivi aucun traitement.

Il y a une quinzaine de jours, elle dit avoir eu un érysipèle de la face et du cuir chevelu ayant nécessité son admission à l'hôpital Lariboisière. Bien réglée; elle n'a jamais eu d'autre maladie vénérienne.

État actuel. — La malade ne présente rien d'anormal à la vulve ni au col utérin; quelques petites ulcérations aux commissures labiales, plaques opalines des amygdales. Il existe de vives douleurs dans le ventre et dans les genoux; boulimie; céphalée; insomnie.

Troubles nerveux. — Aux mains la sensibilité à la douleur est diminuée à la face dorsale des phalangines et des phalangettes ; elle a disparu à la face dorsale des phalanges; la face dorsale est également insensible, ainsi que la moitié inférieure des avant-bras.

Les seins sont moins sensibles à la partie interne qu'à la partie externe; les jambes ont perdu leur sensibilité sur quelques points seulement (à la face interne des tibias).

La sensibilité est normale partout ailleurs.

Traitement. — Six pilules d'iodure de fer, une pilule de proto-iodure de mercure.

Du 5 janvier 1870 au 22. Amaigrissement, pâleur, céphalée, insomnie, troubles de la vision.

La malade présente quelques taches rouges érythémateuses sur les cuisses et sur les bras; douleurs épigastralgiques, vomissements.

22 janvier. On constate que la sensibilité à la température et au tact est conservée partout sur la peau et les muqueuses; mais l'insensibilité à la douleur a fait des progrès rapides. Il y a analgésie du cuir chevelu; la face est insensible, excepté au niveau des points où la peau se transforme en muqueuse (bouche, narines et paupières). La conjonctive et la pituitaire ont conservé leur sensibilité. La pointe et la face dorsale de la langue sont insensibles; les oreilles sont insensibles, sauf au niveau du conduit auditif; il en est de même pour le cou; la poitrine, sauf quelques points sur la partie antérieure, les seins et l'abdomen sont complétement analgésiques. Il en est de même pour le dos.

La sensibilité est intacte au niveau du pénil, à la région lombaire et aux aines.

Les membres supérieurs sont insensibles à la douleur au niveau de l'épaule, aux faces externe et postérieure des bras ainsi qu'aux coudes, aux avant-bras, à la face externe ainsi qu'à la face dorsale des mains et des doigts; mais la sensibilité est conservée à la face interne des doigts, au pli du coude, à la face interne des avant-bras, à la face palmaire des mains et des doigts.

Pour les membres inférieurs, la sensibilité est conservée au niveau des articulations coxo-fémorales, à la partie interne des cuisses jusqu'à leur tiers inférieur, d'où l'analgésie s'étend sur tout leur pourtour jusqu'aux genoux, où elle fait défaut en avant et en arrière.

Les jambes ont conservé leur sensibilité, sauf à la face antéro-externe et au niveau des articulations tibio-tarsiennes, où l'on constate quelques îlots de la peau insensibles. Aux pieds, rien d'anormal.

Les fesses sont complétement insensibles.

La malade ne présente à l'auscultation ni souffle cardiaque, ni souffle vasculaire.

Elle n'a jamais eu ni attaques de nerfs, ni sensation de boule hystérique.

Elle accuse une sensation de refroidissement continuelle, surtout aux extrémités du corps. Les phénomènes signalés ci-dessus persistent. Douleurs gastralgiques, coliques.

Vers le 2 février. Amélioration très-manifeste, céphalée disparue. La sensation de froid a disparu partout, sauf aux mains et aux pieds; la malade dort bien et n'a plus de maux d'estomac. Toujours bon appétit.

Le 10. La malade accuse encore de la céphalée et des douleurs au niveau des sourcils.

La sensibilité a reparu à la face dorsale des mains, sauf sur quelques points où elle n'est plus qu'émoussée.

La face palmaire est toujours restée intacte.

La face dorsale des phalangines et des phalangettes a tout à fait recouvré la sensibilité normale.

L'analgésie persiste avec la même intensité à la

face dorsale des phalanges, sauf aux pouces, où la sensibilité n'est plus qu'émoussée. Elle a disparu aux épaules, aux bras, aux avant-bras, sauf au tiers inférieur de ces derniers, et seulement à leur face dorsale, où la sensibilité est encore émoussée. Quelques points d'insensibilité persistent au côté externe des coudes et au tiers inférieur de la face externe des bras.

Le cou, le cuir chevelu et la face, sauf le front, sont redevenus sensibles à la piqûre.

La poitrine a recouvré complétement sa sensibilité ; les seins ont également recouvré leur sensibilité, sauf au niveau des mamelons et des aréoles ; le sein droit paraît moins analgésique que le sein gauche.

La sensibilité a tout à fait reparu à l'abdomen, au dos, ainsi qu'à toute la surface du membre inférieur.

Vers le 27 février, la sensibilité est complétement rétablie sur les points où il y avait analgésie. Plus de douleur d'estomac ni de céphalée.

La malade sort complétement guérie.

Réflexions. — Cette observation est remarquable par l'absence d'anémie et de toute autre névrose. Les troubles de la sensibilité ont été profonds et généralisés, ils ont cédé rapidement au traitement spécifique.

De tous ces faits, on peut conclure que le virus syphilitique peut agir sur l'économie comme les autres intoxications générales et produire des troubles nerveux divers, sans l'intermédiaire d'un état général quelconque, soit anémie, soit hystérie ou toute autre névrose qui coïnciderait avec la diathèse syphilitique.

La marche de ces divers troubles est tout à fait irrégulière. Tantôt on les voit éclater brusquement et se généraliser à la plus grande partie de la surface cutanée, mais cette forme est très-rare relativement, et ne s'observe guère que dans les cas où il y a des attaques hystériformes provoquées par l'infection générale. L'observation qui va suivre en est un bel exemple :

Obs. XXII. — Syphilis. — Chancres infectants à la vulve. — Syphilide papuleuse typique à la face interne des cuisses. — Adénopathie spécifique. — Roséole. — Accidents nerveux multiples. — Attaques hystériformes. — Anémie. — Troubles de la sensibilité (analgésie complète et généralisée). — Guérison.

La nommée Marie D..., lingère, âgée de 18 ans, entre le 18 janvier 1870, à Lourcine, dans le service de M. le Dr Fournier, salle Saint-Clément, lit 10.

D'une constitution moyenne, cette femme, dont la peau est pâle, a été réglée à 14 ans. Elle se dit sujette aux maux de tête, et a toujours eu des crampes d'estomac depuis son enfance.

Depuis l'âge de 14 ans, elle est prise à peu près une fois par mois d'attaques de nerfs avec perte de connaissance. Elle n'a eu aucune maladie antérieure.

Elle s'est aperçue il y a quinze jours de l'affection pour laquelle elle entre à l'hôpital.

A l'examen on constate des chancres infectants

sur le clitoris et la petite lèvre droite. Sur la face interne des cuisses, érosions de nature douteuse. Rien d'anormal à la gorge; il n'existe aucun exanthème, à part quelques éruptions, suite de gale. Adénopathie spécifique.

La sensibilité est conservée.

Traitement. — Une pilule de proto-iodure de mercure de 5 centigrammes; pansement avec la liqueur de Labarraque et l'oxyde de zinc.

1er février. Les chancres sont cicatrisés; la lésion des cuisses est devenue une syphilide papuleuse sèche, typique.

Depuis quelques jours, la malade éprouve de la fièvre nocturne précédée de quelques frissons; insomnie; courbature générale; céphalalgie; sterno-xiphalgie; roséole naissante; douleurs de gorge, sans aucune lésion du pharynx.

Traitement. — Une pilule de proto-iodure de mercure de 5 centigrammes; 2 cuillerées de sirop d'iodure de potassium.

17 février. La roséole s'efface. La sensibilité du tact est conservée; mais la malade apprécie mal les notions de température, surtout à la face dorsale des mains et des avant-bras. Il y a analgésie bien accusée à la face dorsale de la main droite, de l'avant bras et du bras; sensibilité conservée à la face interne du bras, au pli du coude, à la face interne de l'avant-bras, et à la face palmaire de la main. La sensibilité est obtuse à la face dorsale de la main gauche; elle est conservée à la face dorsale des doigts et à leur face palmaire, à l'avant-bras et

au bras. Seins insensibles. Partout ailleurs la sensibilité est normale.

La dernière attaque d'hystérie date d'un mois avant l'entrée de la malade à l'hôpital. Depuis quelque temps, cette femme éprouve la sensation d'une boule à la gorge, et qui détermine de la suffocation. A l'auscultation on constate un bruit de souffle au premier temps à la base du cœur ; souffle vasculaire intermittent.

Le 19. La malade accuse une vive douleur à la base du thorax du côté droit.

Le 21. L'analgésie, bien accentuée, a fait des progrès rapides. Aujourd'hui on constate une insensibilité absolue à l'exploration de l'épingle sur des points où la sensation de piqûre était intacte il y a quelques jours.

Ainsi, analgésie complète de la face dorsale des mains, des doigts, de toute la surface des avant-bras, des bras, du pli du coude, des aisselles, des épaules, du cou, des seins, de la partie antérieure du thorax, de tout l'abdomen, excepté au niveau des lombes et du dos. Les membres inférieurs sont insensibles partout, excepté aux pieds (face dorsale et plantaire), et quelques points de la face antéro-interne de la jambe gauche.

La face est sensible ainsi que le cuir chevelu. Depuis une dizaine de jours, la malade n'a pas pris de pilules; elle n'a pas souffert de crises nerveuses dans ces derniers jours, mais elle a eu un étourdissement.

Le 22. Plusieurs vomissements cette nuit; douleurs intercostales.

Le 2 mars. Amélioration très-manifeste dans l'état général. Sensibilité reparue sur tous les points qui étaient analgésiques.

Même traitement.

Réflexions. — Il ressort de cette observation que, chez cette femme habituellement hystérique, les accidents nerveux hystériformes, qui ont éclaté pendant son séjour à l'hôpital, ont été provoqués par l'infection générale dont elle était atteinte. Ce fait est d'autant plus intéressant, qu'il justifie pleinement l'opinion déjà émise par mon savant maître, M. D[r] le Fournier, qui admet que, chez les femmes hystériques, la syphilis agit directement sur le système nerveux et fait éclater des attaques hystériformes absolument de la même façon qu'agirait une simple émotion vive de quelque nature qu'elle pût être.

La durée des altérations de la sensibilité est très-importante à connaître. En général, elle est assez longue ; il est rare que ces troubles ne persistent pas au moins quelques semaines ; le plus souvent ils se prolongent davantage, deux, trois, quatre mois et voire même davantage en certains cas rebelles. Mais en général, on peut dire que la durée moyenne, dans la plupart des observations, a été de deux à trois mois. Cette assertion est prouvée par le plus grand nombre des faits que nous avons rapportés.

Le plus souvent les troubles de la sensibilité sont plus ou moins limités aux extrémités des membres. Puis ils se généralisent progressivement dans un espace de temps qui, d'ordinaire, est très-court. Tantôt, une fois développés aux extrémités des membres, ils restent localisés et plus ou moins circonscrits. D'autres fois, ils se généralisent, mais d'une façon tout à fait irrégulière, n'envahissant que certaines régions de la peau, et constituent ces formes si bizarres que nous avons déjà mentionnées.

TRAITEMENT.

Je n'ai pas l'intention d'entrer dans de longs développements sur les moyens à l'aide desquels on pourrait faire disparaître ces accidents. Je me bornerai simplement à résumer les conclusions qui ressortent des observations consignées dans cette thèse.

Le plus souvent les troubles de la sensibilité ont cédé rapidement au traitement spécifique, qui a consisté en pilules contenant 5 centigrammes de proto-iodure de mercure. On donne d'abord une pilule et on augmente la dose progressivement. Il est souvent utile d'associer à ce traitement l'usage de l'iodure de potassium sous forme de sirop (20 grammes d'iodure de potassium pour 500 grammes de sirop d'écorce d'oranges amères), dont on commence par une cuillerée par jour, jusqu'à quatre, cinq et six. On a soin d'ajouter à ce traitement les ferrugineux et l'usage du vin de quinquina toutes les fois que l'anémie existe à un degré prononcé. Dans les cas rebelles, j'ai vu M. Fournier prescrire avec avantage les frictions mercurielles, qui constituent, comme on le sait, un traitement anti-syphilitique d'une grande énergie.

Cependant, il ne faut pas oublier qu'il y a des cas qui sont excessivement rebelles et qui résistent au traitement mercuriel : tel est le fait de la malade dont l'observation suit, laquelle est encore dans le service, sans avoir obtenu beaucoup d'amélioration durant les dix mois de séjour pendant lesquels elle fut soumise au traitement spécifique. En présence de ces accidents rebelles, il y a lieu de se demander, si un traitement spécialement dirigé contre eux ne serait pas indiqué. Et, dans ce cas, on pourrait, croyons-nous, employer avec avantage les divers excitants cutanés, tels que frictions irritantes, rubéfiants, douches, et enfin électrisations localisées faites avec le pinceau métallique. Quoi qu'il en soit de l'efficacité possible du traitement que nous proposons, les observations que nous allons rapporter sont importantes à connaître pour le médecin, qui ne doit jamais porter un pronostic trop favorable en présence de simples troubles nerveux syphilitiques, lesquels peuvent persister en dépit du traitement le mieux dirigé.

Obs. XXIII. — Syphilis. — Papules muqueuses à base indurée à la vulve. — Adénopathie spécifique. — Roséole bien caractérisée. — Syphilide granuleuse du nez. — Fièvre syphilitique. — Accidents nerveux multiples et variés. — Attaques hystériformes avec convulsions et perte de connaissance. — Absence d'anémie. — Troubles profonds de la sensibilité dans ses trois formes. — Troubles de la motilité. — Amélioration dans l'état général.

La nommée Marie G...., âgée de 17 ans, est entrée, le 5 août 1869, à Lourcine, dans le service de M. le Dr Fournier, salle Saint-Clément, n° 37.

D'une bonne constitution, cette femme a toujours été bien portante et bien réglée.— Elle n'a jamais eu d'affections vénériennes antérieures. — Elle se dit malade depuis une huitaine de jours avant son entrée. — On n'a pas de renseignements sur l'accident primitif.

Etat actuel. — A l'examen on constate à la vulve de nombreuses papules muqueuses, à base indurée et légèrement saillante ; il existe également à la face interne de la fesse gauche une large papule, à base parcheminée ; col érosif ; adénopathie spécifique.

Traitement. — Une pilule de proto-iodure de mercure; six pilules de Vallet; vin de quinquina. Pansement avec la liqueur de Labarraque et l'oxyde de zinc.

Depuis son entrée, cette malade a éprouvé les accidents suivants : céphalée intense, surtout à la région frontale. — Insomnie. — Fièvre presque continue avec exacerbations nocturnes. — Cette fièvre débutait par des frissons de longue durée et très-intenses, suivis de chaleur et de sueurs abondantes, au point de mouiller les draps du lit. — Sensation de refroidissement général sur toute la surface du corps, notamment aux mains et aux pieds qui sont presque toujours froids et humides. La malade éprouvait, en outre, des douleurs multiples et non localisables dans les membres, le tronc, les jointures, à l'épigastre, au niveau des articulations chondro-costales ; elle se plaignait aussi de douleurs de côté, surtout à gauche ; perte d'appétit ; abattement extrême nécessitant le séjour continuel au lit. — Toux fréquente, sans aucun signe stéthoscopique appréciable. — Pas de battements de cœur, ni de souffle cardiaque ou vasculaire. — Tous ces accidents ont persisté pendant les mois d'août et de septembre.

Vers le 30 août apparaît sur le corps une poussée de roséole bien caractérisée, qui disparaît presque complétement au bout d'un septénaire. — Syphilide granuleuse du nez. — Adénopathie cervicale très-douloureuse. — Les syphilides vulvaires ont tout à fait disparu. — Chute des cheveux et des sourcils.

Traitement. — Deux pilules de proto-iodure de mercure ; bains de vapeur.

4 octobre. — La malade se plaint toujours de maux de tête continus, d'insomnie, d'inappétence (elle ne mange qu'une portion) ; des douleurs qui se font sentir dans la jambe et la cuisse gauches, surtout au niveau du nerf sciatique ; la malade se sent très faible, au point que le moindre travail manuel la fatigue énormément et détermine l'apparition de

sueurs. — Les douleurs de côté persistent, ainsi que les douleurs épigastriques. — Même sensation de refroidissement, surtout aux extrémités ; fièvre persistante.

Analgésie absolue et générale. — Nous implantons très-profondément des épingles sans déterminer de douleur. — La sensibilité est conservée à la pituitaire ; mais elle a disparu à la langue.

La sensibilité au tact et à la température est tout à fait abolie, au point que la malade n'apprécie pas la différence (même à la main) de deux pots remplis, l'un d'eau froide, l'autre d'eau assez chaude pour déterminer une brûlure. — Elle ne sent pas également les objets qu'elle tient à la main, et elle est obligée de bien regarder quand elle veut saisir un objet. — Elle dit n'avoir jamais eu d'attaques de nerfs, ni de convulsions ; mais parfois elle éprouvait, dit-elle, la sensation d'une boule remontant de l'estomac à la gorge.

(Les voisines de la malade nous affirment qu'elle ne prend pas ses pilules de proto-iodure de mercure.)

Le 25. Persistance de tous les accidents déjà mentionnés : fièvre, maux de tête, douleurs dans les jambes, refroidissement général, etc. — Coliques dans la nuit, sans diarrhée. — La malade éprouve de vives douleurs en urinant, sans rien d'appréciable à la vulve, ni à l'urèthre. — Gingivite avec érosions. — Battements de cœur. — Asthénie complète. — Nous trouvons au mollet gauche une large eschare superficielle produite par une brûlure accidentelle que la malade n'a pas sentie.

Traitement. — Deux cuillerées de sirop d'iodure de potassium; une pilule de Dupuytren ; vin de quinquina.

Vers le 30 octobre, on constate un peu d'amélioration dans l'état général de la malade, qui souffre moins de ses douleurs sciatiques et marche plus facilement. Les mains et les pieds qui étaient toujours glacés les jours précédents sont beaucoup moins froids aujourd'hui, notamment les mains; mais la fièvre, la céphalée, l'insomnie, les battements de cœur et les douleurs d'estomac et de bas-ventre persistent encore, quoique avec une intensité moindre.

Au mois de novembre, tous les accidents déjà mentionnés ont repris leur intensité primitive. La malade souffre horriblement de sa sciatique gauche, des douleurs de côté et de bas-ventre; en outre, elle se sent presque glacée partout (le thermomètre accuse 22° sur le dos du pied).

Les troubles de la sensibilité sont encore bien accusés. L'analgésie est absolue et générale, sauf à la plante des pieds. La malade dit que, quand elle mange sa soupe, elle ne sent pas si elle est chaude ou froide, elle ne ferme pas l'œil de la nuit (on lui prescrit une potion de 3 grammes de chloral, qui la fait bien dormir, au moins une bonne partie de la nuit).

En décembre, persistance des mêmes accidents, de plus, la malade a eu de véritables attaques hystériformes qui se sont répétées assez souvent. Les phénomènes de réfrigération sont moins accusés que les jours précédents; c'est plutôt de la fraîcheur que l'on constate aux mains et aux pieds.

L'analgésie et l'anesthésie sont absolues et générales; elles ont envahi toutes les muqueuses (conjonctive, pituitaire, linguale, buccale, palatine et même pharyngienne). — Pas de souffle cardiaque : c'est à peine si l'on entend un très-léger murmure dans les vaisseaux du cou. — La langue s'est conservée toujours nette au milieu de tous ces troubles.

Pendant les mois de janvier et de février 1870, la malade a éprouvé, outre les accidents déjà mentionnés, qui ont cependant un peu diminué d'intensité, des douleurs dans les seins, dans l'oreille droite, avec rougeur au niveau du canal auditif externe, mais sans écoulement. Les douleurs sciatiques persistantes gênent notablement la marche. — Les attaques hystériformes se répétaient souvent. — La sensibilité a été profondément troublée dans toutes ses formes.

Traitement.— Injections hypodermiques de chlorhydrate de morphine; 4 cuillerées de sirop d'iodure de potassium; vin de quinquina; bains de vapeur avec douches froides.

Pendant le mois de mars, douleurs sciatiques moindres, mais douleurs vives dans le membre supérieur droit, qui empêchent la malade de se remuer la nuit. — Les douleurs de l'oreille droite ont complétement disparu; endolorissement général des membres et du tronc, mais en somme l'état général s'est considérablement amélioré dans le cours de ce mois; 2 portions.

Les troubles de la sensibilité sont toujours profonds et généralisés. L'apparition des règles chez la malade n'a eu lieu que deux fois depuis dix mois.

M. Duchenne a examiné la malade le 9 mars. Voici le résultat de son examen :

« Lorsque l'on fait fermer les yeux à la malade, elle n'a plus conscience de la position de ses membres; ainsi, on lui étend et on lui fléchit successivement le bras sans qu'elle s'en rende compte. Elle dit même n'avoir rien senti lorsque (ses yeux étant bandés) on l'a mise debout par terre. Elle ne sent pas ses jambes dans son lit. Elle peut coudre, lorsqu'elle regarde son ouvrage, mais sitôt qu'on lui ferme les yeux, elle affirme ne pas savoir si elle continue de coudre, ou si elle reste immobile, ses doigts font encore quelques mouvements.

« Les yeux fermés, la malade ne peut porter la main avec précision à la figure ou derrière le dos. Toutefois, dans les mouvements qu'elle exécute, on ne peut trouver trace d'incoordination. Elle ne peut non plus serrer la main, mais pour ce dernier phénomène, il en est de même lorsqu'elle a les yeux ouverts; elle dit ne pas sentir la main qui est dans la sienne, et ne pas savoir si elle serre ou non cette main. Du reste, elle présente un grand affaiblissement musculaire (4 kilog. au dynamomètre de la main gauche, au lit). » La malade est encore soumise au traitement.

Réflexions.— En somme, cette malade a présenté, pendant son séjour à l'hôpital, les accidents nerveux les plus variés et les plus bizarres qui ont éclaté sous l'influence de l'infection syphilitique. Les troubles de la sensibilité ont été profonds et complets; ils ont persisté avec une ténacité considérable, comme du reste les autres accidents nerveux, et ont résisté au traitement spécifique (1); en un mot, cette observation peut être considérée comme un type des troubles divers du système nerveux, troubles affectant la sensibilité, la motilité et même la sensibilité spéciale. — Chose singulière, au milieu de tous ces désordres portés sur les différents départements du système nerveux, l'état général a été satisfaisant, c'est-à-dire que malgré ces souffrances incessantes, la malade n'a pas beaucoup perdu de son embonpoint, ni des apparences extérieures d'une santé parfaite.

Les malades des deux observations suivantes, ont présenté un haut degré de résistance au traitement spécifique, moindre cependant que dans l'observation précédente.

(1) Du reste il s'en faut que ce traitement ait été régulièrement suivi. — La malade nous a avoué que bien souvent elle n'avait pas pris les pilules qu'on lui avait prescrites. Elle se plaisait à déjouer la surveillance dont l'entourait la religieuse du service. — Il en est ainsi — soit dit incidemment — de la plupart des malades de Lourcine. — Il n'est pas de ruses que ces femmes n'emploient pour se soustraire au traitement qui leur est prescrit.

Obs. XXIV. — Syphilis. — Syphilide papulo-hypertrophique à la vulve et aux parties périvulvaires. — Syphilide ulcéreuse vulvaire avec induration. — Plaques muqueuses des amygdales. — Adénopathie syphilitique. — Alopécie très-accusée. — Croûtes dans les cheveux. — Troubles nerveux multiples (fièvre et douleurs). — Troubles de la sensibilité (analgésie complète et générale). — Pas d'anémie. — Guérison.

V..., âgée de 18 ans, est entrée, le 17 mars 1869, à Lourcine dans le service de M. le Dr Fournier, salle Saint-Clément, lit n° 23.

Cette femme, d'une constitution moyenne, a souffert, à l'âge de huit ans, d'une affection des yeux assez rebelle, qui a duré 18 mois. Elle est mal réglée, mais d'une bonne santé habituelle. L'affection syphilitique remonte à six mois environ et a débuté par un écoulement vulvaire.

Etat actuel. A la marge de l'anus et aux plis génito-cruraux, existe une syphilide papulo-hypertrophique; en outre, syphilide ulcéreuse vulvaire avec induration. Plaques muqueuses buccales. Alopécie très-accusée, croûtes dans les cheveux, adénopathie syphilitique.

Traitement. Une pilule de proto-iodure, pansement avec l'oxyde de zinc.

Du 18 au 23 mars. La malade se plaint de céphalalgie continue, de douleurs épigastralgiques ; en outre, accès fébriles avec sensation de froid et de chaud, sans sueurs.

La syphilide papulo-hypertrophique se modifie promptement.

Du 24 au 27 mars. Même douleurs épigastralgiques, fièvre, céphalée, insomnie, étourdissements, troubles de la vue portant sur la coloration des objets qui semblent tantôt rouges, et tantôt bleus. — Bourdonnements dans l'oreille gauche. — Douleurs au jarret. — Affaiblissement général. — Aucune éruption sur le corps.

Le 27 mars. Analgésie à la main, à l'épaule et au mollet droit avec conservation du sens du toucher, sensibilité au tact et à la douleur conservée au tronc et aux cuisses. Sensibilité moindre à la conjonctive. Analgésie moins complète au membre supérieur gauche.

29 mars. Douleur aux coudes, surtout aux plis. Xiphalgie bien accusée. Céphalée, étourdissements, insomnie, tristesse.

Aux doigts, la sensibilité tactile est conservée, bien qu'il existe une analgésie bien accusée, toutefois moindre à gauche qu'à droite. Analgésie aux membres inférieurs, plus accusée à droite qu'à gauche. La sensibilité au tact est conservée. Au tronc, la sensibilité est intacte.

La malade dit n'avoir jamais eu d'attaques de nerfs, seulement elle pleure facilement. Sensibilité vulvaire conservée. Pas de phénomènes hystériques.

Traitement. Deux pilules de proto-iodure de mercure. Sirop d'iodure de potassium, trois cuillerées.

Du 29 mars au 9 avril. Accès de fièvre moins fréquents; étourdissements persistants; moiteur des pieds et des mains; douleur dans la région épigastrique; maux de tête; elle se plaint vivement d'une douleur au niveau de la partie antérieure des fausses côtes gauches.

Les ulcérations vulvaires sont cicatrisées.

Du 9 avril au 26. Depuis deux jours sensation d'une boule se fixant au pharynx et déterminant un sentiment de suffocation. Picotements dans les yeux; analgésie complète des doigts et des mains avec conservation des impressions tactiles; analgésie complète aux membres inférieurs, sauf en certains points au niveau de la cuisse gauche, par exemple, où la malade perçoit la douleur.

On peut traverser la peau de part en part, sans que la malade accuse aucune douleur. Analgésie complète du cou et du dos, cependant sur ce dernier, il y a quelques points où la malade accuse de la douleur.

La malade se plaint toujours d'étouffements et de palpitations, quelques nausées. Il n'y a pas de fièvre. Suspension des règles depuis l'entrée de la malade à l'hôpital.

23 avril. Analgésie presque générale et absolue avec conservation de la sensibilité au tact.

Du 27 avril au 7 mai. Appétit exagéré (huit portions), céphalée, insomnie, affaiblissement général, sensation de boule moins fréquente, nausées, envies de vomir, hyperhidrose palmaire, pieds glacés, pas de souffle au cœur ni dans les vaisseaux du cou (c'est à peine si l'on y perçoit un léger murmure), plaques opalines des amygdales, ulcérations anales; continuation du traitement précédemment indiqué.

Du 7 au 24 mai. L'analgésie persiste toujours,

moiteur et sensations de froid aux pieds et aux mains; aigreurs, bon appétit. La malade se plaint de douleurs dans les coudes et dans les jambes, surtout dans les mollets.

Érosions sur le palais et à la commissure labiale, sensibilité au tact et à la température conservée, pas de souffle au cœur, pas de palpitations, souffles vasculaire intermittent, bonne coloration des téguments, plus de fièvre.

Traitement. Macération de quinquina, bains sulfureux, trois pilules de proto-iodure de mercure.

Du 28 mai au 4 juin. La malade n'a pas encore eu ses règles, l'analgésie persiste encore; sensibilité au tact et à la température un peu diminuée.

La malade quitte le service dans cet état.

Elle rentre le 26 juillet 1869. Elle dit avoir eu toujours des maux de gorge.

La céphalée est presque continue.

Il y a des papules à l'anus et des plaques muqueuses confluentes à la gorge.

L'analgésie est générale, cependant la malade dit sentir mieux que lors de son premier séjour à l'hôpital.

Traitement. Deux pilules de proto-iodure de mercure. Gargarisme au chlorate de potasse.

Elle sort de nouveau le 8 août.

Elle rentre pour la troisième fois le 9 novembre 1869, n'ayant suivi aucun traitement depuis sa dernière sortie.

Il existe à la vulve une syphilide cerclée type; plaques muqueuses amygdaliennes, céphalée presque continue, insomnie, pas de douleurs dans les membres.

La sensibilité est revenue partout et complétement. La malade affirme n'avoir plus de battements de cœur, ni de fièvre, ni d'étourdissements. Les mains sont encore fraîches. Il n'existe plus de troubles de la vue, ni de bourdonnements d'oreilles elle dit n'avoir plus senti, que très-rarement sa boule hystérique. Aménorrhée pendant sept mois; depuis que les règles sont revenues, elles sont régulières, sauf ce mois-ci. La boulimie s'est calmée huit jours après la sortie de l'hôpital, cependant la malade mange encore un peu plus qu'avant sa maladie.

Traitement. Bains sulfureux, sirop d'iodure de potassium, 4 cuillerées.

16 novembre. Les ulcérations vulvaires sont à peu près cicatrisées, la vulve est saine. Enfin elle sort complétement guérie le 4 décembre 1869.

Le 24 mars 1870, elle se présente à la consultation pour une angine simple; sensibilité partout normale.

Réflexions. Ce qui frappe de prime abord dans cette observation, c'est sans contredit, la multiplicité des accidents nerveux, ainsi que des éruptions syphilitiques successivement développées chez cette malade. De plus, on est aussi frappé de la durée si longue et de la résistance que ces accidents ont présentée au traitement spécifique; l'analgésie, outre qu'elle a été générale et complète, a aussi résisté pendant très-longtemps au traitement mercuriel.

Obs. XXV. — Syphilis. — Larges ulcérations d'aspect gangréneux à la vulve. — Roséole érythémateuse. — Accidents nerveux multiples. — Fièvre spécifique. — Absence de tout signe d'anémie. — Pieds et mains glacés et humides. — Troubles de la sensibilité (analgésie générale et complète). — Guérison.

D..., blanchisseuse, âgée de 19 ans, entre le 2 novembre 1869, à Lourcine, dans le service de M. le Dr Fournier, salle Saint-Clément, lit n° 27.

D'une bonne constitution, cette femme est bien réglée. Elle a été soignée il y a dix mois, dans le service de M. Després, à Lourcine, pour des accidents vénériens. Elle est retombée malade depuis cinq semaines, dit-elle. Le dernier rapport sexuel daterait d'un mois; elle dit avoir continué jusque dans ces derniers temps à faire comme par le passé des excès de boissons alcooliques.

Elle n'a suivi aucun traitement.

A l'examen, elle présente de larges ulcérations d'aspect gangréneux à la vulve. Pas d'adénopathie inguinale. Rien sur le corps.

Diagnostic. — *Chancres infectants à tendances phagédénique.*

Traitement. — 1 pilule de proto-iodure de mercure.

Au bout de quinze jours d'un pansement avec la liqueur de Labarraque et l'oxyde de zinc, les ulcérations se cicatrisent; mais, à partir de ce moment, la malade éprouve de la fièvre, des frissons, de la céphalée et des étouffements qui lui enlevent le sommeil, des battements de cœur, des douleurs à l'épigastre et vers le côté gauche de la base du thorax. Une légère éruption fait son apparition sur le haut de la poitrine. Ses mains et ses pieds sont froids et humides, comme cadavériques. Inappétance.

Traitement. — 2 pilules de proto-iodure de mercure ; 2 cuillerées de sirop d'iodure de potassium.

Le 16 novembre. On constate des *troubles de la sensibilité.*

Au membre supérieur droit, analgésie complète de la face dorsale des doigts, de la main, de l'avant-bras et du bras sur toutes les faces ; la face dorsale des phalangettes, phalangines et phalanges, présente une analgésie aussi intense. Le coude est un peu moins insensible que le reste du membre. La face palmaire de la main est également analgésique ; quant aux doigts, la face antérieure de la phalangette est moins insensible que la phalangine, qui elle-même est un peu plus sensible que la phalange.

Au membre supérieur gauche. Même analgésie ; le coude seul est plus insensible qu'à droite. A la face l'analgésie est complète, sauf, vers la partie médiane de la face, une zone qui, partant de la racine du nez, occupe tout le nez, la partie interne des joues et la lèvre supérieure. De plus l'analgésie va en diminuant à mesure qu'on approche de la ligne médiane. Le cuir chevelu, les oreilles, le cou, sont complétement insensibles à la douleur.

La région dorsale est analgésique, ainsi que la

région lombaire à sa partie médiane, mais les parties latérales sentent un peu. La poitrine et l'abdomen sont aussi insensibles, les seins le sont complétement.

Analgésie complète des deux membres inférieurs et généralisée sur toutes les faces; la face plantaire est elle-même complétement insensible.

Le tact est conservé; partout la malade, insensible à la piqûre de l'épingle, sent très-bien le contact; de plus elle distingue bien le doigt touché (les yeux étant fermés). Elle sent ainsi le contact de tout corps étranger. Lorsque l'on introduit un doigt ou un cuiller profondément dans la gorge, la malade ne sent rien et ne fait aucun effort pour vomir. Les muqueuse conjonctivale, nasale, buccale, linguale, palatine, l'isthme du gosier, sont complétement insensibles à la douleur.

Aux phénomènes ci-dessus mentionnés s'ajoutent de la xiphalgie, des douleurs dans les jambes qui empêchent la marche, des douleurs dans le côté gauche de la poitrine (rien d'anormal à l'auscultation ni à la percussion) ; une soif vive, des envies de dormir, une hyperhidrose palmaire très-accusée.

Depuis quelque temps, la malade éprouve la sensation d'une boule qui remonterait de l'estomac à la gorge. Elle n'a pas d'attaques de nerfs, mais elle éprouve de fréquentes défaillances qui durent de trois à quatre heures. Ces défaillances ne sont accompagnées, ni précédées d'aucun mouvement convulsif.

La malade est dans un état soporeux très-profond, dont on ne peut la tirer ni par le chatouillement des pieds, ni par la projection d'eau fraîche au visage (qui ne déterminent aucun phénomène réflexe.)

Il n'y a aucune raideur dans les membres, ni aucun phénomène cataleptique.

L'analgésie est complète et générale.

Les sensibilités au tact et à la température demeurent conservées. La malade a les joues colorées, ainsi que les muqueuses. Pas de souffle cardiaque, ni vasculaire. Il serait impossible, dit M. Fournier, de rapporter à l'anémie les troubles nerveux que présente cette malade.

Vers le 11 février, la malade a recouvré l'appétit, depuis quelques jours elle mange cinq portions ; elle souffre toujours des jambes, mais peut se lever. Les défaillances sont moins fréquentes depuis quelque temps ; les extrémités sont toujours glacées et cadavériques ; il y a toujours de la fièvre, de la céphalée, etc.

Le 23. La sensibilité est rétablie sur quelques points de la surface cutanée (face et seins). Amélioration manifeste dans l'état général. Les pieds et les mains sont toujours humides et glacés.

En mars. L'analgésie a disparu sur une grande partie de la surface cutanée, mais elle persiste encore à la face dorsale des mains et à la face externe des avant-bras. Les membres inférieurs ont recouvré partout leur sensibilité, excepté sur quelques points de la face externe des cuisses. L'isthme du gosier est encore insensible à la titillation déterminée par une cuiller introduite dans le fond de la gorge ; partout ailleurs la sensibilité est tout à fait rétablie. L'état général devient de plus en plus satisfaisant.

Réflexions. — Cette observation est intéressante à plus d'un point de vue : 1° la sensibilité n'a été altérée que dans un de ses modes (la sensibilité à la douleur), tandis que les autres modes de sensibilité étaient complétement intacts; de plus, cette insensibilité à la douleur était non-seulement généralisée et profonde sur toutes la surface cutanée, mais encore elle a envahi toutes les muqueuses; 2° un autre phénomène morbide s'est manifesté chez cette malade, c'est l'algidité presque cadavérique des mains et des pieds qui, de plus, étaient pour ainsi dire ruisselants de sueurs et glacés; 3° parmi les accidents nerveux multiples et divers qui ont éclaté sous l'influence de la diathèse syphilitique, on remarque un phénomène des plus singuliers, c'est cet état nerveux caractérisé par une sensation de boule montant de l'estomac à la gorge et produisant à ce niveau un sentiment d'étouffement suivi de défaillance très-profonde et de longue durée. Ces défaillances se répètent fréquemment jusqu'à deux, trois fois par jour ; elles consistaient en une perte de connaissance dont on ne pouvait tirer la malade, ni par la projection de l'eau fraîche au visage, ni par le pincement, ni par toute autre excitation ; enfin, tous ces divers accidents nerveux ont persisté longtemps, mais ils ont fini par céder au traitement spécifique.

Bien que les troubles de la sensibilité soient rares chez l'homme, cependant voilà un cas qui m'a été communiqué par M. le Dr Fournier, dans lequel on constate de l'analgésie à la face dorsale des mains.

Obs. XXVI. — Chancre induré du prépuce. — Syphilide érythémato-papuleuse de la face (analgésie partielle).

M. X..., âgé de 25 ans, d'une constitution moyenne et d'un tempérament lymphatique, jouit habituellement d'une bonne santé, et n'a jamais eu aucune maladie vénérienne antérieure.

En novembre 1869, érosion superficielle de la muqueuse préputiale. Cette érosion devient bientôt un chancre induré typique, accompagné d'une adénopathie bi-inguinale des mieux caractérisées. — La sensibilité est, à cette époque, reconnue intacte.

En février 1870. Syphilide érythémato-papuleuse du front; — papule muqueuse à la langue. La sensibilité est explorée à cette époque, et l'on constate l'existence d'une analgésie absolue et profonde de toute la face dorsale des mains; à ce niveau, on peut enfoncer profondément l'épingle sans que le malade accuse aucune douleur. On reprend le traitement mercuriel.

En mars 1870. Nouvelles érosions superficielles à la bouche.

12 mars. Les accidents cutanés et muqueux ont disparu, mais l'analgésie persiste. Le malade à cette époque part pour les pays chauds. Je ne l'a plus revu.

Incidemment dans mes recherches sur l'analgésie syphilitique, j'ai trouvé un cas fort intéressan où l'analgésie était localisée au cuir chevelu chez un homme atteint de rétinite et névrite syphilitique; ce cas a été observé par M. le Dr Galezowski, et inséré dans la *Gazette des hôpitaux* de 1866. Je crois utile d'en reproduire ici l'observation.

Obs. XXVII. — Rétinite et névrite syphilitique. — Analgésie limitée et circonscrite au cuir chevelu. — Abolition complète du sens de l'odorat. — Maux de tête très-violents presque continus. — Affaiblissement notable de la mémoire. — Troubles progressifs de la vision. — Légère infiltration de la papille droite. — Taches hémorrhagiques et exsudatives sur la même papille. — Guérison.

M. M..., âgé de 26 ans, homme de peine, demeurant à Plaisance, se présenta à ma clinique de la rue de Savoie, n° 26, en 1866, pour consulter sur sa vue.

C'était un homme bien constitué, robuste, mais d'un air un peu abattu et fatigué, mélancolique. — Il se plaint d'avoir, depuis six mois, des maux de tête très-violents, et qui ne se calment que par instants. — Depuis qu'il a eu ces douleurs, sa mémoire s'est affaiblie au point qu'il lui est impossible de se rappeler ce qu'il a lu quelques minutes auparavant ; lorsqu'il sort, il oublie dans quelle direction il doit se rendre. — L'odorat est complétement aboli ; il ne sent pas la fumée du tabac, ni même l'ammoniaque quand on le lui porte au nez. — Il a remarqué, en outre, que tout le cuir chevelu de la tête est complétement insensible : on peut le piquer, pincer et lui arracher les cheveux, sans qu'il en ressente la moindre douleur. — Sa vue s'est troublée petit à petit, il y a six mois, et il lit difficilement de l'œil droit le n° 5 de l'échelle Giraud-Teulon et le n° 4 de l'œil gauche. — Une vive lumière le gêne beaucoup, et il a constamment des éclairs et des feux rouges et blancs dans les yeux. — Les couleurs sont difficilement reconnues par le malade ; le vert lui paraît jaune et le bleu noir. — Il reconnaît les couleurs rouge et jaune, mais leurs nuances même les plus grossières lui échappent complétement.

A l'ophthalmoscope, nous trouvons la papille droite légèrement infiltrée en bas en dehors (image renversée) ; ailleurs, elle est saine. — A 3 ou 4 millimètres de son bord infiltré, nous apercevons des taches hémorrhagiques, au nombre de trois, et à côté du vaisseau rompu il existe une tache exsuda tive blanche. — Les autres parties de la rétine e du fond de l'œil sont saines. Dans l'œil gauche il n'y a point d'hémorrhagie ; mais ce qui m'a beaucoup frappé, c'est la teinte grisâtre du centre de la papille, qui couvre complétement l'origine des vaisseaux partant de cet endroit, et qui se voit très-nette dans l'autre œil. — Il y a évidemment une infiltration de la couche adventice des vaisseaux centraux du nerf optique. — Les urines étaient saines et ne contenaient point d'albumine.

Croyant avoir affaire à une affection cérébrale

congestive, nous avons prescrit des purgatifs, des ventouses scarifiées et sèches plusieurs fois répétées sur le dos et à la nuque, et des larges vésicatoires sur les tempes.

Ce traitement n'amène aucune amélioration : la vue se trouble davantage, et à l'ophthalmoscope je constate un nombre beaucoup plus considérable de taches apoplectiques situées le long du même vaisseau rompu.

C'est alors que je me suis décidé, malgré les négations du malade, de lui prescrire le traitement antisyphilitique.

Le malade commença à prendre deux fois par jour une pilule de calomel de 5 centigrammes chaque et une cuillerée à bouche de la potion iodée de 7 grammes d'iodure de potassium pour 250 grammes d'eau. — En même temps, je prescrivis des frictions mercurielles sur le front et les tempes, et l'instillation dans l'œil de gouttes de digitaline. — Sous l'influence de ce traitement, l'amélioration a marché rapidement ; les maux de tête disparurent totalement, la mémoire revint petit à petit, l'odorat est devenu plus sensible, la sensibilité revint au cuir chevelu, et en l'examinant le 13 juillet à l'ophthalmoscope, j'ai constaté la résorption de quelques taches ecchymotiques ; d'autres ont sensiblement diminué et le malade a recouvré la faculté de distinguer les couleurs. Nous l'avons vu depuis deux ou trois fois, et nous avons constaté sa guérison presque complète.

Ce malade a été examiné aussi par plusieurs de mes confrères, qui ont eu l'obligeance d'assister à ma clinique, entre autres par MM. les docteurs Thierry de Maugras, Chrisopatos et M. le Dr Shiff. Il est à regretter que, dans cette observation, l'exploration de la sensibilité n'ait pas été faite d'une façon complète sur toute la surface cutanée.

PATHOGÉNIE DES DIVERS TROUBLES NERVEUX AFFECTANT ET LA SENSIBILITÉ ET LE SYSTÈME NERVEUX EN GÉNÉRAL.

Maintenant que nous avons terminé tout ce qui est relatif aux divers troubles de la sensibilité et du système nerveux en général, accidents qui se manifestent dans la période secondaire de la syphilis, notamment chez la femme; nous rechercherons avec soin quelle est l'origine de ces divers phénomènes morbides, c'est-à-dire en étudier la pathogénie.

Quelques auteurs ont voulu rattacher ces divers troubles nerveux à l'existence, d'ailleurs assez fréquente chez les sujets syphilitiques, d'un état général morbide, tel que chloro-anémie, hystérie ou autre névrose, état morbide antérieur à l'invasion de la syphilis. S'il en était ainsi, ces divers phénomènes, ne seraient que des manifestations morbides fortuitement développées chez des sujets syphilitiques Mais cette opinion, beaucoup trop absolue, ne pourrait trouver sa raison d'être en présence du grand nombre des cas où l'examen attentif des malades ne dénote pas le moindre signe de chloro-anémie, et où il n'existait aucun antécédent nerveux préalable. Nos observations fournissent de nombreux exemples de ce genre. On voit, en effet, des femmes vigoureuses et sanguines présenter tous les désordres que nous avons déjà mentionnés, sans qu'elles aient perdu, ni leurs forces, ni la fraîcheur de leur teint; sans qu'elles offrent à l'examen stéthoscopique le moindre souffle cardiaque ou vasculaire; sans que, en un mot, elles présentent aucun des attributs de la chloro-anémie, ni aucun signe d'une névrose quelconque.

Et d'ailleurs, pourquoi donc vouloir constamment rattacher ces divers troubles nerveux à l'existence d'autres états pathologiques, chloro-anémie, hystérie, etc., qui dans un bon nombre de cas n'existent pas, comme le démontrent, du reste, la plupart de nos observations; et, suivant la juste remarque de M. le Dr Fournier, pourquoi donc se refuser d'admettre que la syphilis, en agissant directement sur le système nerveux, comme le ferait tout autre empoisonnement (l'empoisonnement saturnin, par exemple), soit capable de produire par elle-même, par son influence propre, tous ces divers troubles de sensibilité et du système nerveux que nous voyons journellement éclater chez des sujets syphilitiques, en l'absence de toute complication morbide quelconque?

Toutefois il est bien loin de nous de nier d'une manière absolue la part que prennent ces divers états pathologiques, quand ils existent, au développement de ces phénomènes morbides, et l'opinion que nous soutenons ici dans cette thèse, en l'appuyant par un grand nombre d'observations, ne s'applique qu'au cas où l'on ne constate ni antécédents nerveux, ni existence de chloro-anémie; force est, par conséquent, d'admettre dans ces cas que ces divers troubles nerveux sont alors le résultat de l'infection générale diathésique, et non, comme le pensent encore quelques observateurs, le résultat d'affections variées, et notamment de l'altération du sang ou de l'hystérie.

Du reste, quoiqu'il soit connu de tous les observateurs qu'au début de l'infection syphilitique il se produit par la nature même de la maladie, une légère anémie résultant de la diminution des globules du sang (comme l'a démontré, du reste, l'analyse du sang des syphilitiques faite par M. Grassi), cette anémie, légère en général, ne peut dans l'immense majorité des cas rendre un compte suffisant de tous ces troubles variés et bizarres que l'on voit éclater et se généraliser sur les divers départements du système nerveux tout à fait au début de l'infection générale. Bien plus, il y a même des cas où l'on observe chez des sujets syphilitiques une anémie bien accusée, avec tous ses traits caractéristiques, sans qu'on constate aucun trouble du côté de la sensibilité. Telle est, comme exemple, l'observation suivante. Tel est aussi un cas de cachexie syphilitique que nous avons constaté dans le service de M. le Dr Fournier, cas où la sensibilité était également intacte.

Obs. XXVIII. — Syphilis. — Deux chancres siégeant à l'anus. — Adénopathie bi-inguinale. — Roséole bien caractérisée. — Accidents nerveux multiples. — Fièvre spécifique. — Anémie bien accusée (souffle cardiaque et vasculaire). — Pas de troubles de sensibilité. — Guérison.

La nommée Henriette G..., âgée de 20 ans, entre le 21 septembre 1869, à Lourcine, dans le service de M. le Dr Fournier, salle Saint-Clément, lit n° 33.

Elle n'a jamais eu de maladies vénériennes antérieures; depuis l'âge de 17 ans, elle est bien réglée et n'a jamais été enceinte. Elle a presque toujours eu des flueurs blanches qui, dit-elle, ont augmenté depuis qu'elle est malade.

Etat actuel. — On remarque deux chancres en feuillet de livre aux deux extrémités du diamètre antéro-postérieur de l'anus : rien à la vulve et au vagin; le col, un peu rouge, est le siége d'une légère excoriation; adénopathie bi-inguinale plus accusée à gauche qu'à droite.

Quelques jours après l'entrée de la malade, apparaît une roséole, d'abord mal caractérisée, qui plus tard se dessine nettement. Puis apparaissent des accidents très-divers, parmi lesquels nous mentionnerons les principaux : fièvre intense presque continue avec exacerbations le soir. Cette fièvre débutait par des alternatives de froid et de chaud suivies de sueurs abondantes qui duraient toute la nuit. A la visite du matin, nous trouvions la peau chaude, le pouls fréquent et petit, les mains fraîches et humides, la langue nette; soif intense, appétit développé, au point que la malade n'a pas assez de ses cinq portions; palpitations, douleurs de tête, surtout au front; insomnie, douleurs non localisables dans les membres et les jointures, dans le ventre, surtout à la région ombilicale et au niveau des deux fosses iliaques; pas de diarrhée, de temps en temps oppression et toux, sans lésions appréciables dans les organes thoraciques.

La malade est dans un état d'asthénie bien nette, nécessitant le séjour au lit; elle présente le facies des sujets atteints de fièvre typhoïde adynamique.

A l'auscultation, on constate à la base du cœur un bruit de souffle souvent très-accusé, couvrant le premier bruit, et un souffle intermittent et musical aux vaisseaux du cou. Névralgies multiples (brachiale, cubitale, intercostale, dorsale, épigastrique); ces névralgies ont duré pendant les mois de septembre, octobre, novembre et décembre, et n'ont cessé que vers janvier. La sensibilité était toujours conservée.

A la fin de son séjour, la malade a maigri et pâli (malgré son excellent appétit), et le facies rappelle celui qu'on observe dans la convalescence d'une fièvre typhoïde.

Réflexions. — En somme, cette malade a présenté tous les signes d'une chloro-anémie bien accentuée, notamment un bruit de souffle siégeant à la base du cœur et couvrant le premier bruit, et un souffle intermittent et musical au niveau des vaisseaux du cou. Et cependant, malgré l'existence de cet état anémique, cette femme syphilitique a conservé l'intégrité complète de la sensibilité cutanée. On conviendra cependant que cette femme était dans les meilleures conditions possibles pour être atteinte d'anesthésie et d'analgésie, si la cause réelle de ces phénomènes nerveux eût été l'état anémique et non point la syphilis. Il est donc rationnel de conclure que, ce n'est point en déterminant l'anémie que la syphilis donne naissance aux troubles de sensibilité; mais que ces derniers sont bien le fait de l'intoxication syphilitique dont ils constituent une manifestation directe et immédiate.

Enfin il est un dernier argument qui milite en faveur de l'opinion que nous venons de soutenir, c'est la disparition plus ou moins rapide de tous ces accidents nerveux, sous l'influence du traitement mercuriel, excepté chez les malades qui sont très-profondément anémiques, et pour lesquels il est de rigueur d'associer au traitement spécifique un traitement tonique, et par suite d'employer simultanément ces deux médications.

Or, ne savons-nous pas que le mercure est une des substances qui produisent le plus promptement l'appauvrissement du sang, et par suite l'anémie? Si donc le mercure, au lieu d'aggraver ces divers troubles nerveux, les calme, les dissipe et même améliore l'état général, il faut en conclure que tous ces accidents nerveux ne sont que le résultat de l'action directe de la syphilis sur le système nerveux, et non de l'état de chloro-anémie, qui est lui-même un des accidents syphilitiques, et qui est justiciable à ce titre du traitement mercuriel.

Pour que cette opinion que nous venons de soutenir sur la pathogénie des divers troubles de sensibilité et du système nerveux en général, ait une certaine valeur, et qu'il ne reste plus de doute dans l'esprit de personne, il nous semble utile de reproduire ici textuellement les arguments que notre savant maître M. le Dr Fournier a donnés sur ce sujet dans ses remarquables leçons cliniques faites à Lourcine en 1869.

Voici dans quels termes il s'exprimait : « Une question, sans doute, vous préoccupe ; vous avez dû vous demander déjà si les troubles de la sensibilité que je viens de vous décrire relèvent bien réellement de la syphilis, et s'ils ne pourraient reconnaître une autre origine. Cette question, j'ai à cœur de la débattre devant vous pour ne pas vous laisser le moindre doute à ce sujet.

« Il serait possible que de telles manifestations dérivassent d'une autre cause que de la syphilis, chez la femme spécialement; qu'elles fussent, par exemple, un résultat soit de la chloro-anémie, soit de l'hystérie, soit du nervosisme, etc.; auquel cas, ces troubles de sensibilité ne seraient que de pures coïncidences et n'auraient aucune relation avec la syphilis; ce seraient simplement des phénomènes nerveux, des expressions d'un état pathologique quelconque fortuitement développées chez des sujets syphilitiques.

« Telle n'était pas, soyez en sûrs, la pathogénie des troubles de sensibilité que nous venons d'étudier chez nos malades. Ces troubles ne dépendaient chez elles ni de la chlorose, ni de l'hystérie, ni du nervosisme, ni d'aucune autre cause analogue; et cela pour une raison aussi simple que péremptoire, c'est qu'aucune d'elles ne présentait ni attributs de chlorose, ni antécédents d'hystérie, ni disposition habituelle aux troubles nerveux. Il n'existait chez elles aucune cause à laquelle de tels symptômes pussent être rattachés. N'était-il pas logique, par cela seul, de les imputer à la cause morbifique, actuelle et commune, à l'action de laquelle ces malades se trouvaient soumises ?

« Il est, d'ailleurs, d'autres raisons qui conduisent très-rationnellement, ce me semble, à considérer comme syphilitiques les troubles de sensibilité dont je vous ai entretenus. Ces raisons, les voici en quelques mots :

« 1° C'est d'abord la fréquence même de ces troubles qui, je vous le rappelle, sont des phénomènes très-habituels chez la femme, à la période secondaire. Seraient-ils aussi communs, s'ils ne constituaient que des accidents de fortuite coïncidence ? Le simple bon sens se refuse à le croire.

« 2° C'est, en second lieu, — raison plus probante encore et plus clinique, — leur développement dans des conditions toujours identiques. Nous les voyons se manifester à la période secondaire de la syphilis et dans les premiers mois de cette période, coïncidemment soit avec d'autres accidents syphilitiques d'allure différente (éruptions cutanées, papules muqueuses, adénopathies, etc.), soit avec d'autres phénomènes de même nature affectant le système nerveux. Il serait bien singulier que, faisant partie d'un tel ensemble, ces troubles de sensibilité n'y figurassent qu'au titre de manifestations étrangères, par le seul fait d'éventuelles coïncidences.

« 3° C'est, en troisième lieu, l'évolution même de

ces désordres pathologiques. Apparus en même temps que d'autres manifestations de nature évidemment syphilitique, ils se conduisent, si je puis ainsi parler, comme ces dernières manifestations ; ils durent ce qu'elles durent, ils s'atténuent et disparaissent avec elles ; ils subissent la même influence que celles-ci par le fait du traitement et du temps. Ils sont, en un mot, ce qu'elles sont ; ils évoluent comme elles. Comment leur refuser l'essence syphilitique, indéniable aux accidents du groupe pathologique dont ils font partie ?

« Et, d'ailleurs, est-il donc surprenant que la syphilis éveille de tels désordres ? N'est-ce pas une maladie qui, chez la femme surtout, influence au plus haut point le système nerveux et en trouble le fonctionnement de mille façons différentes ? Ne voyons-nous pas, d'autre part, des phénomènes semblables se produire dans bon nombre d'intoxications, dans l'empoisonnement saturnin, arsenical, alcoolique, etc. ? L'analogie pathologique témoigne en faveur de l'opinion que nous soutenons ici et nous permet de croire que le poison syphilitique peut, à l'égal d'autres poisons, modifier la sensibilité. »

« Je n'hésite donc pas, et personne de vous, sans doute, n'hésitera plus que moi à considérer ces troubles de sensibilité comme des manifestations syphilitiques et à les rattacher, ainsi que d'autres symptômes du même genre, à l'influence de cette diathèse singulière et polymorphe que nous étudions actuellement. »

TABLE DES MATIÈRES

Avant-Propos. 5

Aperçu physiologique sur la sensibilité cutanée. 7

Troubles du système nerveux en général dans la période secondaire de la syphilis.. 11

Troubles de la sensibilité générale dans la période secondaire de la syphilis. 26

Exaltation de la sensibilité ou hyperesthésie. 28

Diminution ou abolition de la sensibilité dans ses diverses formes, ou autrement dit, anesthésie, analgésie et perte du sentiment de la température. 36

Analgésie syphilitique.. 54
— comme degré ou intensité. 55
— Siége et distribution. 65
— Marche. 97
— Durée.. 100

Traitement. 101

Pathogénie des divers troubles nerveux. 124

Paris. — Typ. A. Parent rue Monsieur-le-Prince, 31.